U0130050

探秘中药系列

中国药学会 中国食品药品检定研究院 中国健康传媒集团
组织编写

探秘红景天

总主编 马双成

主 编 刘亚蓉

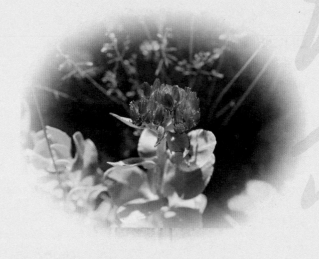

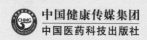
中国健康传媒集团
中国医药科技出版社

内 容 提 要

　　红景天具有悠久的药用历史。本书为"探秘中药系列"之一，由中国药学会、中国食品药品检定研究院、中国健康传媒集团组织编写，内容实用，语言通俗。全书分为红景天之源、红景天之品、红景天之用三部分，全面介绍了红景天的历史渊源、质量保障、合理使用等知识，并附有相关内容的视频二维码，方便读者更深入详细地了解红景天。本书既可为临床用药提供参考，也可作为公众了解中药知识的科普读物。

图书在版编目（CIP）数据

探秘红景天 / 刘亚蓉主编 . —北京：中国医药科技出版社，2023.12
（探秘中药系列）
ISBN 978-7-5214-4136-9

Ⅰ . ①探… Ⅱ . ①刘… Ⅲ . ①景天属—普及读物
Ⅳ . ① R282.71-49

中国国家版本馆 CIP 数据核字（2023）第 172377 号

美术编辑　陈君杞
版式设计　也　在

出版　**中国健康传媒集团** ｜ 中国医药科技出版社

地址　北京市海淀区文慧园北路甲 22 号

邮编　100082

电话　发行：010-62227427　邮购：010-62236938

网址　www.cmstp.com

规格　889×1194mm $\frac{1}{32}$

印张　6 $\frac{5}{8}$

字数　137 千字

版次　2023 年 12 月第 1 版

印次　2023 年 12 月第 1 次印刷

印刷　北京侨友印刷有限公司

经销　全国各地新华书店

书号　ISBN 978-7-5214-4136-9

定价　**39.00 元**

获取新书信息、投稿、为图书纠错，请扫码联系我们。

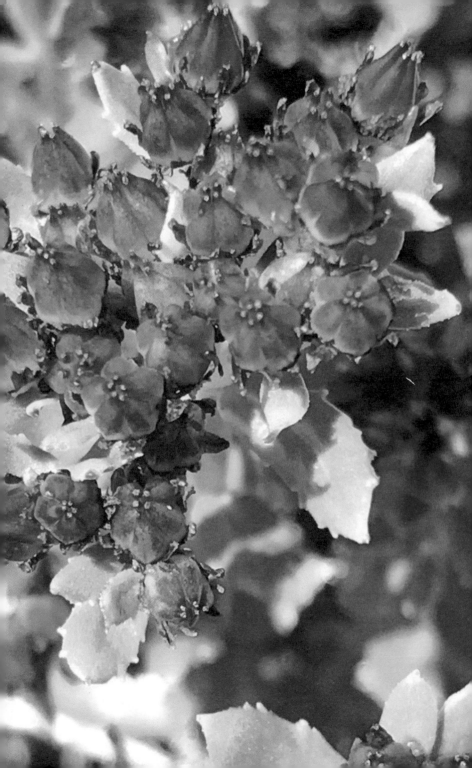

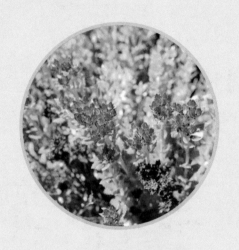

丛书编委会

总策划 吴少祯

总主编 马双成

编　委（按姓氏笔画排序）

王　栋　王晓燕　刘亚蓉

李瑞莲　连云岚　汪　冰

张　萍　林永强　罗定强

胡芳弟　聂凌云　康　帅

傅欣彤　翟宏宇

本书编委会

总主编　马双成

主　编　刘亚蓉

副主编　宋　霞　康　帅　海　平

编　委　（按姓氏笔画排序）

卜琛晨　王　红　王　珺

王淑红　乔亚玲　苏　畅

李永鹏　吴立斌　汪　祺

张永萍　张国英　张春平

徐智玮　逯雯洁　黎跃成

总主编简介

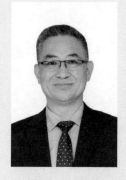

马双成，博士，研究员，博士研究生导师，享受国务院政府特殊津贴专家。现任中国食品药品检定研究院中药民族药检定所所长、中药民族药检定首席专家，世界卫生组织（WHO）传统医药合作中心主任，国家药品监督管理局中药质量研究与评价重点实验室主任，《药物分析杂志》执行主编，科技部重点领域创新团队"中药质量与安全标准研究创新团队"负责人。先后主持"重大新药创制"专项、国家科技支撑计划、国家自然科学基金等30余项科研课题的研究工作。发表学术论文380余篇，其中SCI论文100余篇；主编著作17部，参编著作16部。2009年获中国药学发展奖杰出青年学者奖（中药）；2012年获中国药学发展奖食品药品质量检测技术奖突出成就奖；2013年获第十四届吴阶平医学研究奖-保罗·杨森药学研究奖；2014年入选"国家百千万人才工程"，并被授予"有突出贡献中青年专家"荣誉称号；2016年入选第二批国家"万人计划"科技创新领军人才人选名单；2019年获第四届中国药学会-以岭生物医药创新奖；2020年获"中国药学会最美科技工作者"荣誉称号。

主编简介

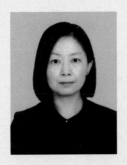

刘亚蓉，主任药师。青海省药品检验检测院中药室主任、青海民族大学硕士生导师。主要社会兼职：中国药学会药物分析专委会委员、药物分析杂志编委、中国民族医药学会药材饮片分会常务理事、中国中药协会中药质量与安全专委会委员、中药民族药药用资源专委会委员、国家药品监督管理局药品注册检查员、国家药品监督管理局补充检验方法审评专家、国家药品监督管理局抽检专家库专家、国家药品监督管理局藏药协调委员会专家、青海省药监局 GMP/GSP 检查员、青海省专家人才联合会专家、青海省省级政府采购项目评审专家、青海省知识产权技术调查官。主持参与省部级科研课题20 余项，参编论著 7 部，发表学术论文 70 余篇，制 / 修订国家（地方）药品标准 50 余个。

前　言

　　科技创新、科学普及是实现创新发展的两翼，要把科学普及放在与科技创新同等重要的位置。中医药是中华文明的瑰宝，凝聚着中华民族的博大智慧。随着人们生活水平的不断提高，中医药已不只是在防病、治病中发挥作用，中医药的养生健康、"治未病"理念也逐渐融入人们的日常生活中。因此，增强中药安全用药的意识，形成良好的用药习惯，是非常重要，也是非常必要的。

　　近年来，为继承和发扬中医药文化，宣传和普及中药的合理用药常识，中国食品药品检定研究院联合组织中药学领域专家开展了"探秘中药系列"的编写工作。这套科普书籍以"药食同源"中药为主，每种中药单独成册，从中药的源、品、用三个层面全面介绍中药的历史渊源、质量保障、合理使用等知识，同时将反映药材的采收、加工、炮制等相关视频资料通过二维码的方式呈现，让读者更加直观和深入地了解每种中药。

　　在中国健康传媒集团中国医药科技出版社的大力支持下，

本次共出版 10 册，内容涉及黄芪、党参、莲子等 10 种公众关注度较高且常用的中药材，以期为相关专业的基层医务人员、监管人员和检验人员提供专业参考，也希望"探秘中药系列"可以成为公众健康生活、快乐生活的"好帮手"。

2023 年 8 月

编写说明

　　红景天为景天科景天属多年生植物，用药部位是根和根茎。红景天药用历史久远，我国现存最早的中药学著作《神农本草经》就将其列为上品，论述其能"轻身益气，不老延年"，盛赞红景天"主养命以应天，无毒，多服、久服不伤人"；《本草经集注》中记载其主治"诸蛊毒，痂，寒热风痹，诸不足"。藏医药典籍《四部医典》记载红景天"性凉、清热额、滋补元气"，《中药大辞典》记载红景天"性寒，味甘涩。活血止血，清肺止咳。治咳血，咯血，肺炎咳嗽"。历朝各代，红景天都是如"神药"一般的存在，清朝康熙皇帝还钦封红景天为"仙赐草"，将其定为皇家御用贡品。红景天不仅具有人们熟知的抗缺氧、抗疲劳的作用，还具有益气活血、通脉平喘的功效，是连花清瘟胶囊、心脑欣胶囊、景天虫草含片等中成药的主要原料，同时在保健品和化妆品领域也被广泛使用。

　　近年来，国家对中医药工作高度重视，特别是党的十八大以来，中医药工作更是被摆在了突出的位置上，中医药的发展与传承、创新已成为新时代中国特色社会主义事业的重要内容。国务院发布的《中医药发展战略规划纲要（2016—2030 年）》和《关于促进中医药传承创新发展的意见》等政策，对中医药继承的推进、创新以及全面提升中药产业发展水平起到了非常积极的作用。这些利好政策为我们呈现出了更加广阔的红景天开发利用前景，也将成为红景天产业进入高质量发展的"一步阶梯"。

为了使公众能够系统、全面地认识和了解红景天，特组织了权威专家和一线药学工作者共同编撰了这本《探秘红景天》，从"红景天之源""红景天之品""红景天之用"三个方面，立体地展现了红景天的药用历史、产地及资源、产业发展、种植及采挖、质量评价、药理作用、制剂及合理应用，希望能对读者尤其是药学和医务工作者有所帮助，为红景天种植、加工、经营者提供参考，对促进红景天资源的合理开发利用尽绵薄之力。

因编者水平所限，书中疏漏与不足之处在所难免，恳请广大读者和同仁提出宝贵意见。《探秘红景天》是一部探秘科学的书，也是凝聚着医药人科研心血的时代典籍。谨以此书致敬红景天与中医药事业盛放的时代！

编者

2023 年 8 月

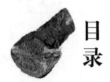

目录

第二章　红景天之品

第三章

红景天之用

第一章 / 红景天之源

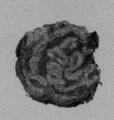

在我国青藏高原、新疆天山山脉、东北长白山海拔2000~5000m的高寒山区，生长着一种珍稀药用植物——红景天。缺氧、低温、强光照的生长环境赋予了红景天顽强的生命力，使它具备了神奇的药效，有"雪域神药"的美誉。2000多年前，青藏高原的人就用它强身健体，抵抗不良环境的影响。

20世纪60年代，苏联基洛夫军事学院发现红景天具有类似中医"扶正固本"的"适应原样作用"，其免疫补益作用强于人参、刺五加，而无人参燥热、不宜久服及刺五加易引起便秘的缺点，无不良反应，无成瘾性，所以由苏联保健部审定为"人参型兴奋剂"。后来他们将红景天制剂推入市场，作为宇航员、飞行员、潜水员等从事特殊工种人员的保健品，促进了红景天产业的开发研究向纵深方向的发展。

20世纪80年代初以来，我国各科研机构在红景天基础研究方面开展了大量工作，为红景天深入开发利用打下了良好的基础。20世纪90年代，我国将红景天列入了保健药物资源和保健食品资源，为其开发应用提供了依据。

现代研究表明，红景天所含有效成分具有强心镇静、调节新陈代谢、调节神经系统和内分泌系统、双向调节血糖和血压的作用，可用于治疗心血管疾病、老年性心功能衰竭、糖尿病、低血压等，也可用于病后体虚、年老体弱、神疲乏力等。现在，红景天制成的中药制剂、保健品、化妆品也被越来越多的国民认可。

视频 1-1

红景天的介绍

第一节
红景天的传说

自古以来，红景天就被誉为"雪山仙草"。在高原地区，汉族、藏族、蒙古族等民族的人民在这里和谐生活、共同发展，这里还流传着众多关于红景天的美丽传说，寄托着各族人民对红景天的厚爱和期许。

一、康熙赐名仙赐草，助战胜利功必得

在武侠、神话小说中，我们经常能看到这样的情节：主角命在旦夕，神仙凭空出现，然后赐一仙草或仙丹，主角吃下后立刻就能"服药三分钟杀敌两小时"，不仅整个人恢复了元气还功力大增。当然除了武侠小说，也有真实存在过的大咖遇到过这样的仙草，那就是清代著名皇帝康熙。

话说康熙年间，皇帝带兵打仗，平乱边疆，所向披靡，无人能敌，吓得敌人闻风丧胆。可就在康熙得意之时，西部的策妄阿拉布坦发动了叛乱。为了平息叛乱，康熙御驾亲征，但是第一次进藏没有任何经验，大军因为很难适应高山缺氧的环境，几乎是全部倒在了起跑线上。恶心呕吐、四肢无力、头晕呼吸困难等高原反应的症状，无一例外地呈现在了大部队的身上。这下可把康熙急坏了，这个时候离胜利只剩一步

了，若治不好士兵的病，前功尽弃不说，说不定还会客死他乡。于是康熙大帝焦急难耐，立刻传召军医，派他们出去找草药。军医急匆匆直奔附近的村庄，经多方打听后带回来一种草药，据说当地人都用它来治病，很奇特。康熙一看这草药真有意思：顶端花冠是红色的，中间叶子和花茎是绿色的，根、皮、须是黑色的，龙根块也是红色的。但此时的康熙顾不得那么多，赶紧让手下给士兵们熬药。士兵服了药之后不仅高原反应纷纷消失，还马上生龙活虎、精神抖擞，战斗力节节上升，将叛军杀了个片甲不留。得胜之后康熙问军医这是何方仙草，军医说这个草药的名字叫红景天，是西域特有的植物，当地人也管它叫"万抢草""九死回生草"。于是康熙又给红景天取名"仙赐草"，并把它钦定为御用贡品。

康熙帝的推崇，不仅让红景天受到追棒，更重要的是让更多人见识了红景天的神奇。当前往高海拔地区的时候，人们总是会习惯性地服用一些红景天的产品。红景天可以通过调节各种代谢酶的活性，降低耗氧量，清除自由基，增加抗氧化酶活性，抑制或降低脂质过氧化反应等，从而抑制缺氧造成的血液流变学改变等；还能够使机体整体的耗氧速度降低，提高大脑对缺氧的耐力，同时提高红细胞携带氧的能力，增加机体的抗病能力，使组织功能迅速恢复，因此可以避免头痛、耳鸣等高原反应，作用非常明显。所以红景天是前往高原必备的"神药"。

二、长白山下天选之子，红景助力始建金国

红景天的奇特功效在东北长白山一带也广为流传，传说仙家都把它当做圣品。

相传在很早以前，有三位天上的仙女经常到长白山天池中沐浴。有一天三姐妹正在天池嬉戏之时，从远方飞来了一只美丽的小鸟，将口中衔着的一枚红果吐在了小妹佛库伦的衣衫之上。三姐妹上岸后，佛库伦发现了这枚红果，于是将这枚红果吃下了。待欲飞回天宫之时，佛库伦自觉身子发沉，无法飞上"仙人桥"，只好将刚才吃红果之事告诉了两个姐姐。两位仙女回天宫之后向父母诉说此事，父母也毫无办法，最后佛库伦就只好留在长白山下的一个古洞居住。不久后佛库伦产下一名男婴，取名阿骨打。天上的父母日夜挂念着佛库伦，为了使她能在人间保持健康的身体和充足的体力，就派佛库伦的两个姐姐把景天仙草的种子带到了长白山，让佛库伦种在古洞四周，方便经常采挖食用，强筋健骨，增强身心活力。就这样，佛库伦凭着景天仙草的神力，将阿骨打抚养长大。长大后的阿骨打英明神武，勇猛彪悍，佛库伦十分喜欢。

一日，佛库伦告诉了阿骨打他的身世，并告诉他已经长大了，可以下山去拯救百姓。就这样，阿骨打辞母下山。山下百姓由于经常受到外敌的抢夺，民不聊生，阿骨打发动村民起来抵抗，自己带领百姓们建立防御反击措施，日夜操劳，

呕心沥血，村民们看他付出这么多，便推举他为部落首领。此后，他逐步统一了长白山的各个部落，势力日益强大，最终打败了大辽，建立了金国。后来，清始祖努尔哈赤秉承先祖阿骨打的遗愿，建立了大清帝国。这种能壮神力的景天仙草，就是现在生长于长白山区海拔2000m以上地带的红景天。

从这个传说可以看出红景天具有非常好的补益作用，这与现代药理学研究一致。红景天具有补气养血、益智养心的功效，长期服用可以缓解疲劳、延缓衰老。红景天不但具有"扶正固本"的作用，其增强免疫作用也是强于"人参"的，防病和抗衰老的强度是已知中草药中罕见的。所以红景天早在20世纪70年代就被广泛应用于各行各业中，成为了我国药用资源中的重要品种。

三、仙草落凡尘，景天救百姓

除了被帝王、名人"盖章"，红景天神奇的功效和亲民的价格更被淳朴的老百姓所追捧。

传说很久很久以前，长白山脚下来了一批逃荒的百姓，大家起早贪黑地在这里辛勤地开辟出了一片肥沃的土地，种上庄稼，每年都能收获不少粮食。所以生活渐渐安定下来，大家相处得十分和睦愉快，终于又过上了幸福的生活。

可是好景不长，一个镇守边关的将军到这里打猎，被这里的美丽风光迷住了。于是他决定在这里盖一座方圆一百多里的大庄园，庄园里不仅要修最漂亮的楼台亭阁，还要仿照长白山的样子修假山，开天池，种奇花异草，养珍禽走兽。将军有钱有势，命令手下的一群打手四处召集全村的男女老少来给他修庄园，要求在一年之内完成。这一来可苦了全村的老百姓，大家没日没夜地干活，稍微慢点儿就要遭到毒打。不到一个月工夫，村里的百姓累死、病死、被打死的就有好几十人。这样下去，用不了多久，这里的人们就要死光了。

终于，一个叫景天的小伙子忍受不了这种亲人和乡亲们被压迫却又无法反抗的生活了，他对几位有威望的老人说："我听前辈说，长白山有一种神草，人吃了以后很快就能解除疲劳。我想出去寻找这种神草，帮助乡亲们增长力气、解除痛苦。与其在这里累死打死，还不如冒险闯出去试试。长白山的植物也不过千八百种，用不上几天就可以尝遍，还愁找不到这种神草吗？这件事儿就交给我吧！"大伙儿都被景天的精神感动了，于是，在乡亲们的巧妙掩护下，景天逃上了长白山。

景天不分昼夜地在山上寻找神草，每见到一种植物就吃几口，酸甜苦辣全然不顾，一些有毒的植物还给他带来了各种痛苦。终于景天的诚心感动了当地的山神，山神对景天说："你找的那种神草，我知道在哪，但是听说要用鲜血浇溉才能发挥作用。孩子，你能办到吗？""为了解救乡亲们，我的命都可以豁出来，还在乎一点儿血吗！我死了也心甘情愿！"景天坚决地高声回答。"好，我成全你！"山神说着，用宝剑在景天的手腕上轻轻地一划，鲜红的血便一滴一滴地流了下来……山神不见了，景天也倒在了草地上，渐渐失去了知觉。

几天过去了，乡亲们一直没有等到景天的消息……于是又有几个小伙子冒着生命的危险逃了出来，他们一直找了七天七夜，终于找到了景天。只见他静静地躺在草地上，脸色煞白煞白的，手腕红红的，伤口已被草叶糊住了，血也早已止住了。几个人围着景天大声呼唤，景天慢慢地睁开了眼睛，看到周围站着的几位乡亲，立刻想起了山神的嘱咐，连忙对大家说："快，快，你们快把我身边的神草拔几棵吃！"自己也从同伴的手中拿过一棵神草吃了。真是神奇，景天吃了一棵神草，脸上立刻有了血色；吃了第二棵，便觉得浑身增添了不少力气。他一跃而起，把这几天的经历对大家讲了一遍。人们纷纷吃了一些周围的神草，立刻觉得身轻气爽，增添了不少力气。他们又带回去了几棵泡在酒里，没过多久，酒色就变得红红的，喝上一盅，身体虚弱、疲惫的人们立刻就能感到身轻气爽。为了纪念景天，当地百姓就把这种神草叫做红景天。

景天甘愿以自己的鲜血浇灌的神草就是传说中能够解除疲劳的长白山神草——红景天。民间多年相传，人们在从事体力劳动感到疲惫时，在数九隆冬到野外从事生产作业时，常用红景天煎水或泡酒喝，实为伐木工人解乏驱寒之良品。

第二节
红景天名字的由来

红景天这个名字在很早以前就有记载，对于它名字的由来有几种说法，寄托了民众对红景天的深深情怀和期许。

其一，是因传说而来。在"康熙赐名仙赐草，助战胜利功必得"的故事中，康熙给仙草赐名为"仙赐草"，因其服用此草汤剂后，倍感体轻神爽，仿佛年轻了 10 岁。有一天，他心情格外好，吩咐御厨用这种草制作药膳，大摆酒宴。开宴前康熙帝乘兴吟道："昨日送我仙赐草"，让众人对出下联，众大臣商讨一阵后答上"今朝报汝皇敬天"。于是这种草便有了两个名字——"仙赐草"和"皇敬天"，天长日久下来"皇敬天"的名字叫白了，竟然成了"红景天"。另一个是在"景天救百姓"的故事中，名叫景天的男子为了救百姓于水火中，全然不顾自己的生命，用鲜血换仙草，百姓为了纪念他，将仙草称为"红景天"。

其二，是以植株形态命名。红景天是深山大川、悬崖峭壁的常客，扎根雪域地带。红景天生性团结，喜欢抱团生长，常呈丛状生长，分布量多的地方几乎成群落状态，在无林地带、高山顶部植被矮小和稀少处，很远就可以看到一堆堆、一丛丛色泽鲜绿的红景天。每到秋天，它的地上部分会全部变红，一眼望去仿佛把天都映红了，所以人们称之为"红景天"。正所谓"巍巍高山，皑皑白雪，潺潺流水，茵茵草原，邂逅那一抹绯色的红景天"。

其三，是根据本草名称演变而来。《神农本草经》中就有"景天"一药，但是其中所说的景天并不仅限于一种药材，后因人们使用花为红色的景天而称之为"红景天"。在1000多年的中、藏医药史中，红景天属的多种植物均可以作为药用，它们的功效也比较近似。

第四，民族相传而来。红景天原是我国藏族人民的习用药物，至今已有1000多年应用史。藏族人民以红景天泡制药酒来强身健体、抵御严寒、增强机体免疫力，对抗不良环境对身体的危害和侵袭。许多游牧人出行时会将红景天药酒装在牛皮囊袋里一路饮用，用以消除身心疲劳，缓解缺氧反应，抵抗山区寒冷。在藏医眼中，红景天与藏红花、雪莲花一起被称为藏地的"吉祥三宝"，可见其为维护高原人民身体健康做出的巨大贡献。

第三节
红景天的药用历史考证

一、红景天药用历史

红景天药用历史久远，早在2000多年前我国现存最早的中药学专著《神农本草经》中就有详细论述，将其列为上品，论述其能"轻身益气，不老延年"，盛赞红景天"主养命以应天，无毒，多服、久服不伤人"。

在唐代，红景天就已成为藏医的常用药。最早记载红景天的藏医药著作是《四部医典》，该书在第二卷《论说医典》第十九章中记述了红景天的名字，并将其归为涩药部。在此后的一些藏医药典籍如《甘露之滴》《自然之底》《温岛合》《秘诀真宝》，都收载有红景天，对其记述也越来越详细。清代藏医学家帝玛尔·丹增彭措对青海东部及南部、四川西部、西藏东部进行了实地调查，核实资料并结合历代藏医药书中的药物记载，于1735年完成了《晶珠本草》，书中介绍红景天："活血清肺，止咳退烧，止痛，用于治疗肺炎、气管炎、身体虚弱、全身乏力、胸闷、难于透气、嘴唇和手心发紫。"

红景天在民间应用很广泛，我国青藏高原的人就常常以它入药，用以强身健体，抵抗不良环境的影响。长白山区、阿尔泰山区的人也习惯利用红景天的根茎熬水、泡酒，用以解乏御寒。云南丽江地区的人习惯将红景天用作劳伤、风湿、止血药；怒江地区还用其止痢、止泻。

20世纪70年代，红景逐渐成为我国中医的较常用药物。1977年版《中华人民共和国药典》（简称《中国药典》）首次收载了红景天，基原为大株红景天和唐古特红景天，为藏族习用品种，其原植物来源和功效主治均源自《四部医典》和《晶珠本草》。其后历版《中国药典》均收载了红景天，但品种略有变化。

二、红景天本草考证

《神农本草经》载："景天，味苦，平。主大热，火疮，身热烦，邪恶气。华主女人漏下赤白，轻身，明目。一名戒火，一名慎火。生川谷。"

《本草经集注》中记载："诸蛊毒，痂，寒热风痹，诸不足。"

《千金翼方》言："景天，味苦酸，平，无毒。主大热火疮，身热烦，邪恶气，诸蛊毒，痂疮，寒热风痹，诸不足。花：主女人漏下赤白，轻身明目。久服通神不老。"

中医药本草著作中对于红景天的功效、用法有详细记载，但关于红景天品种的记载较少。而藏医药古籍中对红景天的品种、生长环境均有详细记载，且有相配套的对照图谱，对不同品种的红景天进行了描绘。

《四部医典》是由宇妥·云丹贡布总结完成的一部藏医药学奠基性著作和经典教材，据现代植物学家考证，里面记载的药用植物"尕都尔"（藏文译音）即为景天科红景天属的大株粗茎红景天，拉丁名为 *Rhodiola wallichiana var. cholaensis*（Praeg.）S.H.Fu，书中记录了"尕都尔"的名字和功用，并在《四部医典》对照图谱中描绘了尕都尔的原植物形态。

《四部医典》的图谱中除了"尕都尔"之外，还描绘了各种"苁菔"（藏文译音），如黄苁菔、白苁菔等，并说明都可以当做"尕都尔"使用。经现代藏医药学者研究考证，这些"苁菔"与"尕都尔"一样同属于景天科红景天属，各种"苁菔"的藏文名、中文学名及其拉丁名如下。

① 白苁菔：长鞭红景天 *Rhodiola fastigiata*（Hk.f. et Thoms.）S.H.Fu

② 红苁菔：狭叶红景天 *Rhodiola kirilowii*（Regel）Maxim

③ 黄苁菔：有 3 种，包括唐古特红景天 *Rhodiola tangutica*（Maxim.）S.H.Fu、小丛红景天 *Rhodiola dumulosa*（Franch.）S.H.Fu、圣地红景天 *Rhodiola sacra*（Prain ex Hamet）S.H.Fu

④ 黑紫苁菔：云南红景天 *Rhodiola yunnanensis*（Franch.）S.H.Fu

此外，还有一种"猫尾苁菔"，但具体对应的是哪一种红景天还有待于进一步确证。

小贴士

《四部医典》

《四部医典》是一部集藏医药理论精华和医疗实践于一体的藏医药学术权威工具书，被誉为藏医药百科全书，为藏医药学中最系统、最完整、最根本的一套理论体系。《四部医典》又名《医方四续》，成书于公元8世纪，由著名藏医学家宇妥·云丹贡布所著，共四部，156章，1546年首次木板印刷，被发行到藏区各地，之后便出现了多种不同版本的木刻版和注释，成为了藏医药领域最经典的名著。藏医院珍藏的《四部医典》有4种木刻版（扎塘版、达旦版、药王山版、甘丹平措林版）及一部金汁手写版。其中最早的木刻版刻制于1546年，史称"扎塘版"，字迹清晰，保存完好，没有破损，中间附有彩色手绘插图，这4种木刻版《四部医典》是全世界目前保存最完好的版本，金汁手写版是存世的唯一一部金汁手抄医学文献。2015年5月，金汁手写版与16~18世纪木刻版以文物文献名义入选第四批《中国档案文献遗产名录》。2018年6月，《四部医典》入选《世界记忆亚太地区名录》。

《晶珠本草》是收载药物数量最多的藏医药典籍，书中提到过 2 种红景天的名字。一种称为"红苏麱（宽瓣红景天）"，可清肺热，《味气铁鬘》："红景天性凉、缓。"红苏麱总称为"灿"，红色苏麱被称为灿玛尔，分为神灿、鬼灿、雌灿、雄灿、中灿 5 种；也有分为雪山红景天、石山红景天、草坡红景天、水生红景天 4 种的。还有以产地、植株大小粗细来分类的。《温岛合》："红景天生长在高山、石山、草坡、水边等地。无论生于何处，尽管变态很多，茎均为红色，较硬，多数，叶厚，簇生，有银色露状斑点，全茎披叶，秋天变成红色；花、果荚、种子皆红色，粗糙，尖端截状；根如人肺色；皮厚，黑色，气味大。味甘、苦、涩，性凉，功效养肺、清热、滋补元气，含在口内去口臭。供神神欢喜，浸水沐洗，能除诸灾。"经考证，这种"红苏麱（宽瓣红景天）"学名为大花红景天 *Rhodiola crenulata*（Hook.f.et Thoms.）H.Ohba

另一种为大株红景天，藏语称"厘嘎都尔"，汉语称"木达"，《味气铁鬘》："大株红景天性凉、锐。"《甘露之滴》："大株红景天温、燥，治流感，消散四肢肿胀。"《自然之底》："大株红景天解毒。"《图鉴》："大株红景天性凉、温、平。叶像稻叶，跟如圆穗蓼，干燥根，味辛、甘，气味香，功效治温病时疫、肺病、散肿。"本品分为 2 种。上品产自藏地，外表黑色有皱纹，里面红色，松软，气味很香，味辛、涩，称为多厘。《图谱》中说："大株红景天像鸦膝。"根粗硬者为雄，细软者为雌。下品产自门隅和达贡等地，形状如宽瓣红景天，坚硬，味涩。

《晶珠本草》作者帝玛尔·丹增彭措还专门著有《年据森知兰塔卜居连嘎杰巴》一书来阐述红景天的提取精华法和详细分类，可惜此书现已亡佚。

上述考证说明，在1000多年的藏医药史中，红景天属中的多种植物都是可以药用的，它们的功效也比较近似，只是名称不尽相同，有"尕都尔"或"厘嘎都尔"及各种"苏菔"之分。

《晶珠本草》

又名《药物学广论》或《无垢晶串》，藏名《协称》或《资玫协称》，是著名藏药学家帝玛尔·丹增彭措所著。分上、下两部。上部为歌诀之部，以偈颂体写成，对每种药的功效进行概括论述；下部为解释之部，以叙述文写成，分别对每种药物的来源、生境、性味、功效予以叙述。根据药物来源、生境、质地、入药的不同，分为13类，共载药物2294味，是历代藏医药典籍收载药物数量最多的典著。这本书对药物的分类方法是比较科学的，至今在植物分类学、动物学、天然药物学的分类上仍有其重要的参考价值。《晶珠本草》总结了历代本草之精华，从现在了解到的最早的

《月王药诊》开始，至《四部医典》《甘露八部》《药性广论》《蓝琉璃》《药物大全》等，书中记载的药物全部被载入。

由中国科学院西北高原生物研究所编著的《藏药志》记载"索罗玛保"为景天科植物，共计3属10种。红景天属有7种，包括了唐古特红景天、大花红景天、柴胡红景天等；其他2属有石莲、多茎景天、宽叶景天3种，因茎柔软，根非人肺色，与《晶珠本草》记载不符，不宜入药。红景天属的7种，其形态与《晶珠本草》记载相近，其中唐古特红景天、大花红景天、柴胡红景天秋天叶变红，花、果和种子皆红色，更为符合，且使用广泛，均可作正品。其他4种可作代用品。

1997年出版的现代藏药专著《中华藏本草》收载了红景天、狭叶红景天和全瓣红景天。其中红景天藏文名为索罗玛保，基原为景天科红景天属多种植物的根茎，共记载了6种，分别为圆齿红景天 *Rhodiola crenulata*（Hook.f.et Thoms.）H.Ohba、唐古特红景天 *Rhodiola tangutica*（Maxim.）S.H.Fu、四裂红景天 *Rhodiola quadrifida*（Pall.）Fisch.et Mey.、圆丛红景天 *Rhodiola juparensis*（Frod.）S.H.Fu、长鞭红景天 *Rhodiola fastigiata*（Hook.f.et Thoms.）S.H.Fu、西藏红景天 *Rhodiola tibetica*（Hook.f.et Thomas.）S.H.Fu。功能主治为清肺热、滋补强身、养肺、除口臭，治肺病、气管炎、口臭、神经麻

痹症。狭叶红景天藏文名为力嘎都尔，基原为狭叶红景天 *Rhodiola kirilowii*（Regel）Maxim. 和大株粗茎红景天 *Rhodiola wallichiana var.cholaensis*（Praeg.）S.H.Fu 的根和根茎或全草。功能主治为清热退烧，治肺炎、发烧、腹泻。全瓣红景天藏文名为参日，基原为景天科植物为圣地红景天 *Rhodiola sacra*（Prain ex Hamet）S.H.Fu 的根茎或全草。功能主治为根茎养肺、清肺，治肺炎、肺结核、气管炎；全草活血止血、清肺、止咳、解热，治咳血、咯血、肺炎、咳嗽、妇女白带，外用治烫伤及跌打损伤。

《藏医成方制剂现代研究与临床应用》《常用藏成药诠释》《实用藏药名库》等著作中记载的二十五味余甘子丸，分别是以"力嘎都""大株红景天""岩白菜"入药。

1995 年版卫生部《部颁标准·藏药分册》中亦以"力嘎都"入药，基原为景天科植物狭叶红景天等同属数种植物的干燥根及根茎。并且据统计，目前青海市售的红景天就主要有 2 类：一类是以狭叶红景天（藏药名"力嘎都"）为代表；另一类是以唐古特红景天、宽瓣红景天、西藏的大花红景天（藏药名"苏罗玛保"）为代表，在药材市场、保健品商店等，这些品种均没有分类。红景天的使用一直不只是指红景天一种植物，而是指红景天属的多种植物。

综上，红景天藏文译名有 2 种，一种是"索罗玛保"（有多种汉语译音：苏罗玛保、苏罗玛宝、索罗玛宝、索洛玛宝、索罗玛布等），主要指大花红景天 *Rhodiola crenulata*

（Hook.f.et Thoms.）H.Ohba、唐古特红景天 *Rhodiola tangutica*
（Maxim.）S.H.Fu、四裂红景天 *Rhodiola quadrifida*（Pall.）
Fisch.et Mey.、圆丛红景天 *Rhodiola juparensis*（Frod.）S.H.Fu、
长鞭红景天 *Rhodiola fastigiata*（Hook.f.et Thoms.）S.H.Fu、
西藏红景天 *Rhodiola tibetica*（Hook.f.et Thomas.）S.H.Fu；另
一种是"力嘎都"（有多种汉语译音：尕都尔、嘎都尔、力
嘎都尔、厘嘎都尔等），主要指狭叶红景天 *Rhodiola kirilowii*
（Regel）Maxim.、大株粗茎红景天 *Rhodiola wallichiana var.*
cholaensis（Praeg.）S.H.Fu、岩白菜 *Bergeria purpurascens*
（Hook.f.et Thoms.）Engl。

第四节
红景天的产地与资源

红景天是指景天科红景天属植物，全世界有90多种，分布于喜马拉雅地区、亚洲西部至北部，经我国、朝鲜、日本至北美洲，并以我国为分布中心。我国有红景天属植物73种，约占世界红景天资源的90%，主要分布于西南、西北、华中、华北及东北，特别是西藏、青海、甘肃、四川及云南几乎集中了我国全部的红景天属种类，综合在一起有如下几种：大花红景天、狭叶红景天、云南红景天、四裂红景天、小丛红景天、长鞭红景天、喜玛红景天、红景天、库页红景天、条叶红景天等。

一、红景天生长环境及产地

（一）红景天的生长环境

红景天属植物除了少数种生长于海拔2000m左右的高山草地、山坡林下、灌丛乱石外，绝大多数红景天生长于海拔3500~5100m的石灰岩、花岗岩、山地冰川、山梁草地或山谷岩石上（图1-1~图1-8）。红景天野外生境极其恶劣而多变，如缺氧、低温、干燥、狂风、强紫外线照射、昼夜温差大等，红景天具备了其他植物所罕有的特殊适应性物质。

　　红景天生性团结，喜欢抱团生长，常呈丛状生长，分布量多的地方几乎成群落状态，在无林地带，在高山顶部植被矮小和稀少处，很远就可以看到一堆堆、一丛丛色泽鲜绿的红景天。每年冬天雪化后不久，红景天粗壮的花茎就先于其他植物破土而出，在低矮的植物群落中绽放花朵，有的红景天生长在高山石壁裂缝中，有的则生长在高山顶部岩石缝中，展示出了顽强的生命力。

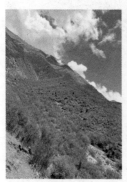
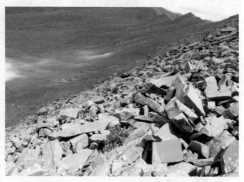

图1-1　大花红景天生长环境（1）　　图1-2　大花红景天生长环境（2）

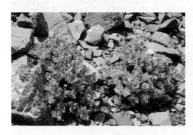
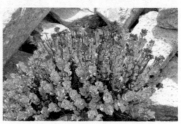

图1-3　大花红景天生长环境（3）　图1-4　大花红景天生长环境（4）

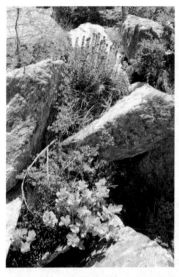 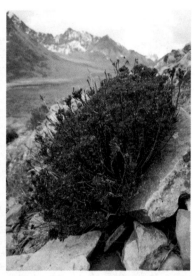

图1-5　大花红景天生长环境（5）　　图1-6　大花红景天生长环境（6）

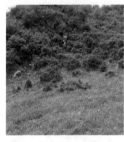 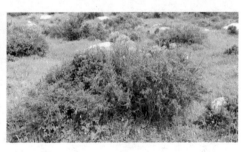

图1-7　狭叶红景天生　　　　图1-8　狭叶红景天生长环境（2）
长环境（1）

（二）红景天的主要产地

　　我国红景天药材的主要产地在西藏、青海、甘肃、四川的高寒地带，新疆天山山脉、东北长白山山区及华北山区也有分布，但产量较少。

1.西藏藏族自治区红景天属植物种类及分布

西藏自治区位于我国西南部，海拔最高处5300m，最低处3700m，属喜马拉雅山脉东段高山峡谷区。西藏由于其特殊的地理环境及复杂的自然条件，适合多种红景天属植物的生长，西藏全区有红景天属植物32种以上，种类和数量占世界首位。多种红景天分布在西藏各地，其中西藏南部、东部及东南部种类较多，蕴藏量丰富；北部及西北部分布较少。柴胡红景天、长鞭红景天、狭叶红景天、圣地红景天、四裂红景天、藏布红景天、大花红景天、条叶红景天、帕里红景天、喜马红景天等10多种红景天分布较广，其中大花红景天的蕴藏量最大；互生红景天、卡伯红景天、藏布红景天、帕里红景天、齿叶红景天、六叶红景天、长蕊红景天为西藏特产。

2.四川省红景天属植物种类及分布

四川省位于我国西南部，是青藏高原与长江中下游平原的过渡地带，地势高低悬殊，川西北海拔一般在3000m以上，为温带高原气候，高原顶部多为高山、流石滩，适合各类红景天的生长，是红景天属植物的主产区之一。四川全省有红景天属植物约26种，集中分布在川西高原地区，即西部、北部及西北部，一般多生长在海拔2000~4500m的山坡草地、砾石滩、沟边、山谷石上、流滩及山坡石缝中，有药用记录且资源较为丰富的主要有小丛红景天、狭叶红景天、喜马红景天、大花红景天、长鞭红景天、唐古特红景天、云南红景天、菱叶红景天。无药用历史的主要有报春红景天、川西红景天、短柄红景天、粗糙红景天、柴胡红景天、异色红景天等，近年在卧龙地区发现了一新种——卧龙红景天。四川省红景天种类较多，资源丰富，有很好的开发利用前景。其中狭叶红景天已被收入四川省药材标准中。

地方药材标准

我国中药材标准包括三级标准，国家药典标准、部版或局颁标准、地方标准。中药材地方标准，是指地方药品监督管理部门依据《中华人民共和国药品管理法》组织制定和颁布实施的地方药材标准。地方中药材标准在制定时往往会结合本地区中药材资源和用药实际，收载的品种为国家标准未收载的、该地区习用并已经形成为商品药材的品种。地方药材标准是国家药品标准体系的重要组成部分，对于满足临床的地区性用药特色需求、保障用药安全发挥了积极作用。

3. 新疆维吾尔自治区红景天属植物种类及分布

新疆维吾尔自治区位于我国西北部，境内有东西走向的3条高大山脉，北部阿尔泰山，海拔一般在2000~5000m；中部是天山山脉，海拔一般为3000~5000m；南部有喇嘛昆仑山、阿尔金山及帕米尔高原，海拔一般在5000~6000m。新疆境内的红景天主要分布在海拔3000~3600m的山上，有13种以上，分布范围较广，蕴藏量较大，尤其以三大山脉及帕米尔高原人烟稀少的高海拔地区分布数量较多，生长较为集中。常见的红景天种类有蔷薇红景天、羽裂红景天、四裂红景天、直茎红景天等8种，柱状红景天、长鳞红景天、条叶红景天、东疆红景天、狭叶红景天等较为少见。新疆维吾尔自治区药材标准收载了蔷薇红景天。

4.青海省红景天属植物种类及分布

青海省位于青藏高原的东北隅，省域北部与蒙新高原接壤，东部与黄土高原交汇，山脉绵亘，地势高耸，地形复杂多样，祁连山、阿尔金山、昆仑山、唐古拉山脉绵延境内，高峰终年积雪，夏季冰雪融化，成为许多河流的水源，是世界屋脊青藏高原的主体构成部分之一，平均海拔在3500m以上。青海省红景天资源主要分布在海北州、海西州、海南州、黄南州、玉树州、果洛州等地，品种有大株粗茎红景天、长鞭红景天、唐古特红景天、大花红景天、宽果红景天、小丛红景天、狭叶红景天、四裂红景天、川西红景天等10余种。青海地区以大花红景天、狭叶红景天、唐古特红景天为常用品种，其中狭叶红景天、唐古特红景天被收入青海藏药材标准中。

5.陕、甘、宁地区红景天属植物种类及分布

陕西、甘肃、宁夏三省区地理位置相连，地形、地貌、气候相近，主体为青藏高原旁的黄土高原，境内以高原、

山地为主，此三省区北部为高原和荒漠或荒漠高原，海拔800~1500m，是世界著名的干旱区之一。甘肃的西北部为青藏高原主体的一部分，甘肃、青海两省边界为祁连山脉，本区的多种红景天都生长在这里。全区有红景天植物14种，多数分布在海拔2000~5000m的高山草甸、灌丛、碎石山坡、山脊石缝及沟边等地。本地资源较丰富的有狭叶红景天、四裂红景天，这2个品种已被甘肃省地方药材标准收载。

6.东北和华北地区红景天属植物种类及分布

东北和华北地区面积较大，除松辽平原和华北平原外，多为丘陵和山地。因地理位置及地形、地貌的较大差异，海拔高度的逐渐降低，气候、土壤等自然环境的改变，这两个地区红景天属植物种类及蕴藏量与西北、西南地区相比相差悬殊，种类少，分布范围窄，蕴藏量也十分有限。两区共有红景天植物6种，东北地区产4种，为兴安红景天、库页红景天、长白红景天、蔷薇红景天，蕴藏量略多的是库页红景天，主要分布在吉林省长白山及黑龙江省张广才岭东南部、大兴安岭南部等少数地区；华北地区产3种，为小丛红景天、狭叶红景天、蔷薇红景天，主要分布在山西省五台山地区、河北省太行山山脉和燕山山脉等地。该区红景天多生长在海拔1700~2400m的高山顶部及高山冻原带的碎石山地、草地、池塘、岩石缝，少数生长在岳桦林的树林下，土壤多为山地暗棕壤及火山灰，土层很浅。

二、红景天主要药用品种和资源

全世界有 90 多种红景天属植物，分布于喜马拉雅地区、亚洲西部至北部，经我国、朝鲜、日本至北美洲，以我国为分布中心。我国有红景天属植物 73 种，其中药用品种有 10 余种。

1. 大花红景天 *Rhodiola crenulata*（Hook. f. et Thoms.）H. Ohba

［别名］宽瓣红景天、宽叶景天、圆景天、圆齿红景天、大叶红景天，国家保护（Ⅱ级），生于海拔 4400~5400m 的高山流石滩、山顶岩石缝中（图 1-9~图 1-14），分布于西藏、青海东南部、四川西部、云南西北部。

［形态特征］大花红景天为多年生草本，地上的根颈短，残存花枝茎少数，黑色，高 5~20cm。不育枝直立，高 5~17cm，先端密着叶，叶宽倒卵形，长 1~3cm。花茎多，直立或扇状排列，高 5~20cm，稻杆色至红色。叶有短的假柄，椭圆状长圆形至几为圆形，长 1.2~3cm，宽 1~2.2cm，先端钝或有短尖，全缘或波状或有圆齿。花序伞房状，有多花，长 2cm，宽 2~3cm，有苞片；花大形，有长梗，雌雄异株；雄花萼片 5，狭三角形至披针形，长 2~2.5mm，钝；花瓣 5，红色，倒披针形，长 6~7.5mm，宽 1~1.5mm，有长爪，先端钝；雄蕊 10，与花瓣同长，对瓣的着生基部上 2.5mm；鳞片 5，近正方形至长方形，长 1~1.2mm，宽 0.5~0.8mm，先端有微缺；

心皮 5，披针形，长 3~3.5mm，不育；雌花蓇葖 5，直立，长 8~10mm，花枝短，干后红色；种子倒卵形，长 1.5~2mm，两端有翅。花期 6~7 月，果期 7~8 月。

［功能主治］大花红景天为《中国药典》所收载，藏医名"索罗玛布"，具有益气活血、通脉平喘的功效，用于气虚血瘀、胸痹心痛、中风偏瘫、倦怠气喘。

大花红景天作为红景天的主流品种，市场需求量大，野生资源逐步减少，然而人工栽培规模小且培育技术不够完善，一直以来药材资源供不应求。

2.唐古特红景天 *Rhodiola tangutica*（Maxim.）S.H.Fu

［别名］唐古红景天、索罗玛布（译音）、灿玛尔（译音），国家保护（Ⅱ级），生于海拔 2800~4800m 的阳坡砾地、河谷阶地、高山流石滩、河沟灌丛岩隙中（图 1–15）。分布于青海、甘肃、四川等地。

［形态特征］唐古特红景天为多年生草本。主根粗长，分枝；根颈没有残留老枝茎，或有少数残留，先端被三角形鳞片。雌雄异株。雄株花茎干后稻杆色或老后棕褐色，高 10~17cm，直径 1.5~2.5mm。叶线形，长 1~1.5cm，宽不及 1mm，先端钝渐尖，无柄。花序紧密，伞房状，花序下有苞叶；萼片 5，线状长圆形，长 2~3mm，宽 0.5~0.6mm，先端钝；花瓣 5，干后似为粉红色，长圆状披针形，长 4mm，宽 0.8mm，先端钝渐尖；雄蕊 10，对瓣的长 2.5mm，在基部上 1.5mm 着生，对萼的长 4.5mm，鳞片 5，四方形，长 0.4mm，

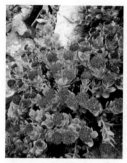
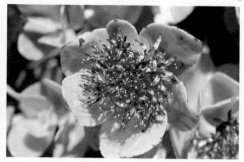

图1-9 大花红景天雄花（1）

图1-10 大花红景天雄花（2）

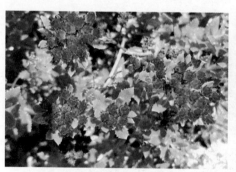
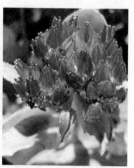

图1-11 大花红景天雌花（1）

图1-12 大花红景天雌花（2）

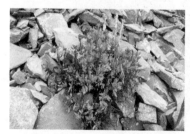
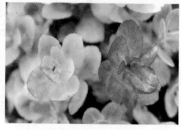

图 图1-13 大花红景天叶（1）

图1-14 大花红景天叶（2）

宽 0.5mm，先端有微缺；心皮 5，狭披针形，长 2.5mm，不
育。雌株花茎果时高 15~30cm，直径 3mm，棕褐色。叶线
形，长 8~13mm，宽 1mm，先端钝渐尖。花序伞房状，果时
倒三角形，长宽各 5cm；萼片 5，线状长圆形，长 3~3.5mm，
宽 0.5~0.7mm，钝；花瓣 5，长圆状披针形，长 5mm，宽
1~1.2mm，先端钝渐尖；鳞片 5，横长方形，长 0.5mm，宽
0.7mm，先端有微缺；蓇葖 5，直立，狭披针形，长达 1cm，
喙短，长 1mm，直立或稍外弯。花期 5~8 月，果期 8 月。

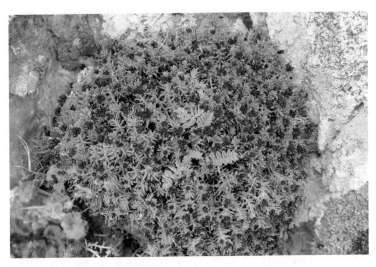

图 1-15　唐古特红景天原植物

[功能主治] 唐古特红景天为藏医所用"索罗玛布"，收
录于《六省区藏药标准》和《青海省藏药材标准》中，具有
活血、清肺、止咳、解热止痛的功效，用于腊度（高山反
应）、恶心、呕吐、嘴唇和手心等发紫、全身无力、胸闷、难

于透气、身体虚弱等症。

唐古特红景天目前尚未有相关产品问世，研究表明其药效与资源量尚可，应加大其资源的开发利用。

3. 狭叶红景天 *Rhodiola kirilowii* (Regel) Maxim.

［别名］高壮红景天、长茎红景天、条叶红景天、大鳞红景天、宽狭叶红景天、狮子七、狮子草、九头狮子七、涩疙瘩，国家保护（Ⅱ级），生于海拔 2000~4500m 的高山岩隙、林缘草地、河谷灌丛、山坡砾石中（图 1–16、图 1–17），分布于西藏、云南、四川、新疆、青海、甘肃、陕西、山西、河北。

［形态特征］狭叶红景天为多年生草本。根粗，直立。根颈直径 1.5cm，先端被三角形鳞片。花茎少数，高 15~60cm，少数可达 90cm，直径 4~6mm，叶密生。叶互生，线形至线状披针形，长 4~6cm，宽 2~5mm，先端急尖，边缘有疏锯齿，或有时全缘，无柄。花序伞房状，有多花，宽 7~10cm；雌雄异株；萼片 5 或 4，三角形，长 2~2.5mm，先端急尖；花瓣 5 或 4，绿黄色，倒披针形，长 3~4mm，宽 0.8mm；雄花中雄蕊 10 或 8，与花瓣同长或稍超出，花丝花药黄色；鳞片 5 或 4，近正方形或长方形，长 0.8mm，先端钝或有微缺；心皮 5 或 4，直立。蓇葖披针形，长 7~8mm，有短而外弯的喙；种子长圆状披针形，长 1.5mm。花期 6~7 月，果期 7~8 月。

［功能主治］狭叶红景天是西北民间常用药，藏医将其作为"尕都尔曼巴"（岩白菜）的替代品，收录于青海、甘肃、

四川的地方藏药标准中。《青海省藏药材标准》2019年版中其功效为活血、清肺、止咳、解热止痛，用于高山反应、恶心、呕吐、嘴唇和手心等发紫、全身无力、胸闷、难于透气、身体虚弱等症。

东北地区引种狭叶红景天成功后，将引种品种更名为大株红景天进行使用，其资源量丰富且生长海拔较低，适于人工引种和栽培繁育。

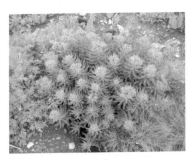
图1-16　狭叶红景天（1）

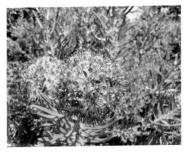
图1-17　狭叶红景天（2）

4. 喜马红景天 *Rhodiola himalensis*（D. Don）S. H. Fu

[别名]喜马拉雅红景天，国家保护（Ⅱ级），生于海拔3000~4500m的山坡上、林下、灌丛中。分布于西藏、青海、云南及四川西北部。

[形态特征]喜马红景天为多年生草本。根颈伸长，老的花茎残存，先端被三角形鳞片。花茎直立，圆，常带红色，长25~50cm，被多数透明的小腺体。叶互生，疏覆瓦状排列，披针形至倒披针形或倒卵形至长圆状倒披针形，长17~27mm，宽4~10mm，先端急尖至有细尖，基部圆，无柄，全缘或先

端有齿，被微乳头状突起，尤以边缘为明显，中脉明显。花序伞房状，花梗细；雌雄异株；萼片4或5，狭三角形，长1.5~2mm，基部合生；花瓣4或5，深紫色，长圆状披针形，长3~4mm；雄蕊8或10，长2~3mm，鳞片长方形，长1mm，先端有微缺。雌花不具雄蕊；心皮4或5，直立，披针形，长6mm，花柱短，外弯。花期5~6月，果期8月。

喜马红景天为青海省的地方习用品，作为"索罗玛布"的代用品使用。

5. 小丛红景天 *Rhodiola dumulosa* (Franch.) S. H. Fu

〔别名〕凤尾七、凤尾草、凤凰草、香景天，国家保护（Ⅱ级），生于海拔 1600~4000m 的山坡岩隙、高山草甸、林缘灌丛中。分布于四川西北部、青海、甘肃、陕西、湖北、山西、河北、内蒙古、吉林。

〔形态特征〕小丛红景天为多年生草本。根颈粗壮，分枝，地上部分常被有残留的老枝。花茎聚生于主轴顶端，长5~28cm，直立或弯曲，不分枝。叶互生，线形至宽线形，长7~10mm，宽1~2mm，先端稍急尖，基部无柄，全缘。花序聚伞状，有4~7花；萼片5，线状披针形，长4mm，宽0.7~0.9mm，先端渐尖，基部宽；花瓣5，白或红色，披针状长圆形，直立，长8~11mm，宽2.3~2.8mm，先端渐尖，有较长的短尖，边缘平直，或多少呈流苏状；雄蕊10，较花瓣短，对萼片的长7mm，对花瓣的长3mm，着生花瓣基部上3mm处；鳞片5，横长方形，长0.4mm，宽0.8~1mm，先端微缺；

心皮 5，卵状长圆形，直立，长 6~9mm，基部 1~1.5mm 合生；种子长圆形，长 1.2mm，有微乳头状突起，有狭翅。花期 6~7 月，果期 8 月。

[功能主治] 小丛红景天是西北民间常用药，其植物与狭叶红景天相似，被《甘肃省药材标准》收载在狭叶红景天项下，《陕西省药材标准》2015 版也有收载，具补肾、养心安神、调经活血、明目功效，用于虚劳、骨蒸劳热、干血劳、月经不调、头晕目眩。

6. 大株粗茎红景天 *Rhodiola wallichiana var. cholaensis* (Praeg.) S.H.Fu

[别名] 大株红景天，是粗茎红景天大株变种，国家保护（Ⅱ级），生于海拔 2800m 左右的山坡林下石上。分布于云南西北部。

[形态特征] 大株粗茎红景天的植株高达 40cm，灰绿色。花序花密生，苞片多，长。叶线状披针形，长 3cm，宽 3~4mm，边缘有疏锯齿。萼片 5，线形，长 5~6mm，钝；花瓣绿色，直立，线状倒披针形，长 8~9.5mm，宽 3.5mm，钝；雄蕊 10，与花瓣稍同长，花药绿色；鳞片 5，猩红色，近四方形；心皮 5，直立，线状披针形，长 7~8mm，上部稍叉开，花柱短，直立。蓇葖长 1.2cm 以上。

[功能主治] 大株粗茎红景天曾和唐古特红景天一并被收载在《中国药典》1977 年版，具有清热解毒、燥湿的功效，用于肺热、脉热、温病、四肢肿胀。

目前使用的以大株粗茎红景天为基原的制剂有红景天注射液、大株红景天片和胶囊，该种植株高大、易栽培，有市场开发前景。

7. 库页红景天 *Rhodiola sachalinensis* A.Bor.

[别名] 高山红景天，国家保护（Ⅱ级），多生在长白山1600~2500m的高山冻原带和岳桦林带，在山顶部的溪流两侧、山坡沟谷、岩石缝及石塘内群生。分布于黑龙江、吉林等地。

[形态特征] 库页红景天为多年生草本。根粗壮，通常直立，少有为横生；根颈短粗，先端被多数棕褐色、膜质鳞片状叶。花茎高6~30cm，其下部的叶较小，疏生，上部叶较密生，叶长圆状匙形、长圆状菱形或长圆状披针形，长7~40mm，宽4~9mm，先端急尖至渐尖，基部楔形，边缘上部有粗牙齿，下部近全缘。聚伞花序，密集多花，宽1.5~2.5cm，下部托似叶；雌雄异株；萼片4，少有5，披针状线形，长1~3mm，先端钝；花瓣4，尖有5，淡黄色，线状倒披针形或长圆形，长2~6mm，先端钝；雄花中雄蕊8，较花瓣长，花药黄色，有不发育的心皮；雌花中心皮4，花柱外弯，鳞片4，长圆形，长1~1.5mm，宽0.6mm，先端微缺。蓇葖披针形或线状披针形，直立，长6~8mm，喙长1mm；种子长圆形至披针形，长2mm，宽0.6mm。花期4~6月，果期7~9月。

[功能主治] 库页红景天收载于《吉林省药材标准》《浙

江省药材标准》中，具有益气活血、通脉平喘的功效，用于气虚血瘀、胸痹心痛、中风偏瘫、倦怠气喘。

目前库页红景天栽培技术趋于成熟，现已有高山红景天茶、胶囊、口服液、补酒、片剂等系列产品。

8. 圣地红景天 *Rhodiola sacra* (Prain ex Hamet)S. H. Fu

[别名] 全瓣红景天、扫罗玛尔布（藏药名），国家保护（Ⅱ级），生于海拔2700~4600m的山坡石缝中。分布于西藏及云南西北部。

[形态特征] 圣地纪景天为多年生草本。主根粗，分枝。根颈短，先端被披针状三角形的鳞片。花茎少数，直立，高8~16cm，不分枝，稻杆色，老时被微乳头状突起，叶沿花茎全部着生，互生，倒卵形或倒卵状长圆形，长8~11mm，宽4~6mm，先端急尖，钝，基部楔形，入于短的叶柄，边缘有4~5个浅裂。伞房状花序花少数；两性；萼片5，狭披针状三角形，长3.5~5mm，宽1.2mm；花瓣5，白色，狭长圆形，长1~1.1cm，宽1.2~2mm，全缘或略啮蚀状；雄蕊10，长1cm，花丝淡黄色，花药紫色；鳞片5，近正方形，长宽各0.5mm，先端稍宽，先端圆或稍凹，基部稍狭；心皮5，狭披针形，长5.5mm，花柱长1~2mm，细。菁葖直立，长6mm；种子长圆状披针形，长1mm，褐色。花期8月，果期9月。

[功能主治] 圣地红景天的根及根茎入药具有养肺、清肺等功效，用于治疗肺炎、肺结核、气管炎；其全草入药具有活血、止血、清肺、止咳、解热之功效，用于治疗咳血咯血、

肺炎咳嗽、妇女白带，外用可治疗烫伤及跌打损伤。目前以圣地红景天为原料的制剂有诺迪康胶囊，对心血管疾病有显著的疗效。

9. 红景天 *Rhodiola rosea* L.

［别名］蔷薇红景天，国家保护（Ⅱ级），生于海拔1800~2700m 的山坡林下或草坡上。蔷薇红景天分布在欧洲北部至俄罗斯、蒙古、朝鲜及日本。在我国主要分布在新疆的阿尔泰地区，山西省五台山区，河北省怀涞县，内蒙古赤峰等地。

［形态特征］红景天（蔷薇红景天）为多年生草本。根粗壮，直立。根颈短，先端被鳞片。花茎高 20~30cm。叶疏生，长圆形至椭圆状倒披针形或长圆状宽卵形，长 7~35mm，宽5~18mm，先端急尖或渐尖，全缘或上部有少数牙齿，基部稍抱茎。花序伞房状，密集多花，长 2cm，宽 3~6cm；雌雄异株；萼片 4，披针状线形，长 1mm，钝；花瓣 4，黄绿色，线状倒披针形或长圆形，长 3mm，钝；雄花中雄蕊 8，较花瓣长；鳞片 4，长圆形，长 1~1.5mm，宽 0.6mm，上部稍狭，先端有齿状微缺；雌花中心皮 4，花柱外弯。蓇葖披针形或线状披针形，直立，长 6~8mm，喙长 1mm；种子披针形，长2mm，一侧有狭翅。花期 4~6 月，果期 7~9 月。

［功能主治］红景天（蔷薇红景天）收载于《新疆自治区药材标准》，具有滋补强壮、安神益智、开通阻滞、消炎止痛的功效，用于体虚气短、精神倦怠、胸痹心痛、失眠多梦、

健忘。目前以本品为原料的产品有复方蔷薇红景天口服液。

红景天（蔷薇红景天）对环境的适应能力较强，对于低海拔地区的夏季高温、多湿等不利其生长的环境，适应性比其他种红景天强许多，这对于红景天在低海拔地区引种栽培比较有利。本种红景天已在辽宁省东部海拔 300~500m 的山区引种成功，并且已经开始大面积种植，在新疆亦有栽培试种。

10. 长鞭红景天 Rhodiola fastigiata（Hook. f. et Thoms.）S.H. Fu

[别名]小花红景天，国家保护（Ⅱ级），生于海拔 2500~5400m 的山坡石上。分布于西藏、云南、四川。

[形态特征]长鞭红景天为多年生草本。根颈长达 50cm 以上，不分枝或少分枝，每年伸出达 1.5cm，直径 1~1.5cm，老的花茎脱落，或有少数宿存的，基部鳞片三角形。花茎 4~10，着生主轴顶端，长 8~20cm，粗 1.2~2mm，叶密生。叶互生，线状长圆形、线状披针形、椭圆形至倒披针形，长 8~12mm，宽 1~4mm，先端钝，基部无柄，全缘，或有微乳头状突起。花序伞房状，长 1cm，宽 2cm；雌雄异株；花密生；萼片 5，线形或长三角形，长 3mm，钝；花瓣 5，红色，长圆状披针形，长 5mm，宽 1.3mm，钝；雄蕊 10，长达 5mm，对瓣的着生基部上 1mm 处；鳞片 5，横长方形，长 0.5mm，宽 1mm，先端有微缺；心皮 5，披针形，直立，花柱长。蓇葖长 7~8mm，直立，先端稍向外弯。花期 6~8 月，果期 9 月。

[功能主治] 长鞭红景天被《四川省藏药材标准》收载，具有清热、利肺的功效，用于感冒引起的肺炎、气管炎、口臭。

长鞭红景天形态与大花红景天相似，资源量丰富，被民间冠以小花红景天之称；目前常被作为大花红景天的混淆品参伪使用，其红景天苷含量甚低。

11. 四裂红景天 *Rhodiola quadrifida*（Pall.）Fisch. et Mey.

[别名] 四裂景天，国家保护（Ⅱ级），生于海拔2900~5100m的沟边、山坡石缝中。分布于西藏、四川、新疆、青海、甘肃。

[形态特征] 四裂红景天为多年生草本，主根长达18cm。根颈直径1~3cm，分枝，黑褐色，先端被鳞片；老的枝茎宿存，常在100mm以上。花茎细，直径0.5~1mm，高3~10cm，稻杆色，直立，叶密生。叶互生、无柄、线形，长5~8mm，宽1mm，先端急尖，全缘。伞房花序花少数，宽1.2~1.5cm，花梗与花同长或较短；萼片4，线状披针形，长3mm，宽0.7mm，钝；花瓣4，紫红色，长圆状倒卵形，长4mm，宽1mm，钝；雄蕊8，与花瓣同长或稍长，花丝与花药黄色；鳞片4，近长方形，长1.5~1.8mm，宽0.7mm。蓇葖4，披针形，长5mm，直立，有先端反折的短喙，成熟时暗红色；种子长圆形，褐色，有翅。花期5~6月，果期7~8月。

[功能主治] 四裂红景天被《甘肃省药材标准》收载在狭叶红景天项下，具有活血调经、养心安神、止血止痢的功效，

用于跌打损伤、身体虚弱、头晕目眩、月经不调、崩漏带下、吐血、泻痢。

12. 圆丛红景天 *Rhodiola juparensis*（Frod.）S. H. Fu

[别名] 生于海拔 3500~4200m 的山坡林下，分布于青海、甘肃。

[形态特征] 圆丛红景天为多年生草本。主根长，长达 25cm 以上。根颈地上部分分枝，密集丛生，几为圆形，直径约 10cm，先端被鳞片，鳞片宽三角形，钝；宿存老茎多数，短而细，不育茎长 1.5~3cm，叶密集顶端。花茎多数，扇状分布，长 2~4cm。叶线状披针形，长 3~5mm，宽 0.6mm，先端急尖，有芒，全缘。花序紧密，花少数；苞片线形，长 2~2.5mm，急尖；雌雄异株；雄花萼片 5，长圆形，长 1.5~2mm，钝；花瓣 5，黄色，近倒卵形，长 2.5mm，钝，先端有短尖；雄蕊 10，长为花瓣之半；鳞片 5，四方形，长 0.8mm，宽 0.9mm，先端有微缺；心皮 5，近直立，椭圆形，长 2.5~3mm，花柱极短。蓇葖有种子 1~3，单生种子大，近卵状长圆形，长 2mm，两端有翅，如有 2、3 个种子时，种子长 1mm。花期 7 月，果期 8 月。

[功能主治] 圆丛红景天在青海藏区被做为索罗玛保（代用品）使用，为红景天的地方习用品，具清热、利肺、活血、止血的功效，藏医用于治肺炎、神经麻痹、风湿、跌打损伤。资源量丰富，尚未开发。

13. 云南红景天 *Rhodiola yunnanensis*(Franch.)S.H.Fu

[别名] 三台观音、铁脚莲、豆叶七、绿豆莲、金剪刀、蚕豆七、豆页狼毒，国家保护（Ⅱ级），生于海拔2000~4000m的山坡沟边、阴湿的岩石上或林中，分布于云南、西藏、四川、湖北等地。

[形态特征] 云南红景天为多年生草本。根颈粗，长，直径可达2cm，不分枝或少分枝，先端被卵状三角形鳞片。花茎单生或少数着生，无毛，高可达100cm，直立，圆形。3叶轮生，稀对生，卵状披针形、椭圆形、卵状长圆形至宽卵形，长4~7cm，宽2~4cm，先端钝，基部圆楔形，边缘多少有疏锯齿，稀近全缘，下面苍白绿色，无柄。聚伞圆锥花序，长5~15cm，宽2.5~8cm，多次三叉分枝；雌雄异株，稀两性花；雄花小，多，萼片4，披针形，长0.5mm；花瓣4，黄绿色，匙形，长1.5mm；雄蕊8，较花瓣短；鳞片4，楔状四方形，长0.3mm；心皮4，小；雌花萼片、花瓣各4，绿色或紫色，线形，长1.2mm，鳞片4，近半圆形，长0.5mm；心皮4，卵形，叉开的，长1.5mm，基部合生。蓇葖星芒状排列，长3~3.2mm，基部1mm合生，喙长1mm。花期5~7月，果期7~8月。

[功能主治] 云南红景天为当地民族特色用药，资源量丰富且适合人工栽培，有消肿止痛、除风湿、接筋骨、止泻痢之功效，用于跌打损伤、骨折、风湿痛、喉炎、痢疾。

14. 条叶红景天 *Rhodiola. linearifolia* A. Bor.

产于我国新疆阿拉套山及天山，生于海拔 3000m 处。

[形态特征] 条叶红景天为多年生草本。根粗。根颈粗壮，先端被鳞片。花茎 1~3，高 25~30cm，直径 4~6mm。叶互生，线状披针形，近基部最宽，长 2~5cm，宽 3~7mm，先端渐尖，基部无柄，全缘或上部有疏牙齿。伞房状花序，多花，紧密，有叶，长 1.5cm，宽 1.5~5cm。雌雄异株，有时花两性；花梗短；萼片 5，稀 4，线形，长 2~3mm，渐尖；花瓣 5 或 4，砖红色，线状披针形，长 4mm，钝；雄蕊 10 或 8，长 5mm，花丝红色，花药卵黄色；鳞片 5 或稀为 4，几为正方形，先端有微缺。蓇葖 5 或 4，长 6~8mm，有短喙。花期 5~7 月。

有研究表明，本品种的红景天苷含量最高约为 1.6%。本品易栽培，可作为当地品种进行开发研究。

三、红景天资源保护和利用

（一）红景天资源现状

1. 红景天野生资源蕴藏状况

成都中医药大学苏锦松对大花红景天的生境、资源蕴藏量、栽培现状及市场需求等方面进行了调查研究，通过实际调查西藏、青海、四川等藏区大花红景天野生资源，结合大花红景天传统分布地区，采用样方调查等手段进行计算，得出了大花红景天在藏区的资源量，进而对大花红景天的资源现状、资源消耗情况、资源破坏情况有了客观了解。调查得出：除甘南藏族自治州因过度采挖现无分布外，大花红景天在其他藏区都有分布，但大多地区也由于过度采挖，其资源破坏严重、分布面积较小。目前仅四川甘孜阿坝藏族自治州和西藏自治区有大量分布，特别是四川石棉县湾坝、洪坝，目前有大量的野生资源。相比其他地区，西藏自治区野生资源也较丰富。课题组以西藏拉萨为起点进行调查，涉及林芝、那曲、山南地区，结果发现，西藏野生大花红景天资源储藏量大、分布面积较广，特别是嘉黎县措拉乡、朗县的野生资源储存量大。

狭叶红景天做为收载于多省地方药材标准中的品种，使用量也较大。洪道鑫等对狭叶红景天分布较广、资源量较多并且应用历史较长的西藏、四川、青海、云南等地的狭叶红景天野生资源进行了实地调研。结合相关文献所记载的狭叶红景天传统分布区，实地调查上述地区狭叶红景天的实际分布，通过样方调查等手段，进行对比分析研究计算，得出狭叶红景天在各地区的大致资源量，从而对狭叶红景天的资源现状、资源消耗情况、资源破坏情况有了大致的了解。通过调查发现：狭叶红景天的野生资源正在逐渐减少，相比而言，调查区域中的四川、青海的狭叶红景天野生资源量最大，甘肃和云南的资源量最少。西藏自治区是红景天属植物的主要产地，但调查组在对拉萨市和林芝市周边地区的调查中没有发现狭叶红景天的野生资源，其原因可能是狭叶红景天在西藏调查区域的野生资源量很少。根据蕴藏量估算方法，野生狭叶红景天的总分布面积约 8.6 万 km^2，总蕴藏量约 1100 吨。其中狭叶红景天在四川省 13 个县的分布面积约 6.4 万 km^2，蕴藏量约 850 吨；在甘肃省 1 个县的分布面积约 0.2 万 km^2，蕴藏量约 40 吨；在青海省 2 个县的分布面积约 1.4 万 km^2，蕴藏量约 170 吨；在云南省 1 个县的分布面积约 0.7 万 km^2，蕴藏量约 40 吨。从实际调查结果看，四川省甘孜州得荣县的蕴藏量最小，四川省阿坝州小金县的蕴藏量最大。

2. 产业发展对红景天资源的影响

近年来红景天成为了新药和保健品研究的热点，具有很大的发展潜力，红景天市场需求量急增。由于红景天人工栽培规模小且培养技术不够完善，市场上交易使用的都是野生资源，导致红景天野生资源逐步减少，特别是药典品种大花红景天的资源更是匮乏。大花红景天作为药典品种，市场需求量大，其中藏医院、制药企业用量最大，其主要材料均从市场购买，一些藏医院也会直接给当地村民下订单，待采收期直接去收购，部分用量不多的藏医院、诊所有时会自行组织人员就近采挖。随着以大花红景天为主的各类中成药、保健食品、化妆品的问世，大花红景天的需求量不断上升。据调查，目前西藏朗县藏医院每年需消耗近 5 吨干品大花红景天，而作为企业的四川宇妥藏药每年则会消耗上千吨的干品；青海省生产红景天制剂的生产企业及医疗机构有 10 余家，主要使用的是青海产的狭叶红景天、唐古特红景天以及西藏的大花红景天，年需求量约为150吨。如此巨大的需求和消耗，使得大花红景天野生资源量正在急剧减少。据调查，大花红景天仅在四川甘孜、阿坝和西藏的资源储存量相对较大，特别是四川石棉县湾坝、洪坝地区，目前野生资源丰富。调查显示，当地村民每户人家每年平均采挖干品大花红景天近10吨，药企、药商每年到湾坝、洪坝收购干品大花红景天高达700万吨，如此破坏性采挖对当地大花红景天野生资源是巨大的威胁。其他地区则出现大花红景天资源量减少或濒临灭绝的局面，分析其主要原因还是人为大规模灭绝性采挖，甘肃甘南藏族自治州大花红景天几乎灭绝。青海省果洛藏族自治州有少量的野生资源，但当地破坏性采挖也相当严重。因此对大花红景天的栽培技术进行研究，发展其生产基地，才能解决其资源保护利用的问题。

3. 红景天资源逐渐匮乏的原因

（1）市场需求是大花红景天资源破坏严重的主要因素

根据对大花红景天的采挖、收购及使用状况的调查，大花红景天作为藏药原料被各藏医院、医疗机构和藏药制剂厂大量使用，且需求量日益增加，因此无论是在产地收购还是市场流通，其价格都在持续上涨。由于价格上涨，企业和药材收购商在产地直接采购的量远大于市场上的流通量。产地调查结果显示，受利益驱动，产地农牧民灭绝性滥挖红景天的情况十分严重，只要当地有人收购，采挖痕迹随处可见，不分植株大小均被采挖，往往仅残留生长于岩石缝中不易采挖的植株，已很难见到成片的分布。由于过度采挖，各地的采挖量都呈明显的下降趋势，然而地方有关部门对此并无任何的管理措施。特别是四川甘孜、阿坝地区，海拔在 4000m 以下的地区已经没有大花红景天资源分布，高于 4000m 海拔地区由于徒步艰难，农牧民难上山顶，一些流石滩会残存较少资源。例如阿坝州美沃乡海拔 4000m 以上分布较少资源，平均每一个样方不到 1 株，在其生境石滩随处可见大花红景天腐根，可见人为破坏资源严重。

（2）红景天生物特性对红景天资源的影响

我国红景天属植物约占世界红景天种质资源总量的 80%。尽管红景天在我国东北、华北、西南、西北均有分布，但由于其生长在高海拔的高寒区，生长环境具有特殊性，一旦离开其生活环境向低海拔进行移栽或栽培，植株往往根腐病严重，难以存活。此外，红景天属植物果实结籽率低、种子萌发率和幼苗存活率均不高的生殖生理学特征，已造成了该属植物的濒危状况。

（二）红景天资源保护和利用

随着人们对红景天药理学作用认识的不断深入，需求的不断扩大，如果资源问题得不到有效解决，红景天本身脆弱的原生生态系统将难以支撑市场需求。这必将导致红景天属植物生物资源的减少和遗传多样性资源的丧失。在推进红景天产业发展的同时，红景天的资源保护迫在眉睫。

1. 建立野生红景天药源保护区

虽然我国红景天蕴藏量丰富，但是随着国内外对红景天药材进行深入开发、应用，大量野生资源被采挖、收购，再加上红景天的生态环境特殊，天然更新较差，其更新的速度远远满足不了开发应用的需求，导致有限的红景天野生资源日趋减少，红景天赖以生存的原生生态系统受到破坏。对红景天资源的保护，应重点保护原有野生资源，根据红景天属药用植物在各地的适宜分布范围，分别设立资源保护区，对保护区内的资源使用建立严格的审批制度，由辖属县分别管理。在确定资源利用强度合理的基础上，采取逐年分区定量轮采，保持分区内的资源最低数量和再生繁育能力的稳定。同时研究其生物学特征，观察各个物候期，确定出最适采收期，以提高红景天药材的质量和产量，最大幅度地减少浪费和对药源的破坏，保证野生资源有充分时间自我恢复，达到资源可持续利用的目的。近年来，西藏自治区启动了保护珍稀濒危物种和农牧业物种资源的工作，大花红景天作为濒危植物被严格保护，禁止采挖。建议四川、甘肃、青海等地区效仿西藏地区的保护模式，由当地政府出台保护红景天资源相关政策，加强对红景天限量采挖的管理，结合森林抚育、草场管理等工作，采取围栏、控制操场载畜量等措施保护大花红景天的生态环境；将资源保护政策落实到每个村镇，让相关专业人员给村民普及相关资源保护知识，提高村民对资源保护的意识，发挥村民自主保护资源的主观能动性。

2. 建立红景天属药用植物的野生种质资源库

红景天属植物同品种在不同区域存在较为明显的种质差异，2020 年版《中国药典》收载的大花红景天主要生长在海拔 4500m 左右的高山流石滩。作为主流品种的大花红景天被大量采挖。破坏性的挖掘大花红景天不但是对这一珍贵资源的破坏，更是对整个地区生态植被的灭顶打击，一旦破坏难以恢复。其次，红景天属植物生长都比较缓慢，且花粉不容易被昆虫传播，超强度采挖势必造成该物种在该地区灭绝。因此，需要加强对红景天属药用种质资源的保护力度，建立红景天属药用植物的野生种质资源库，为今后红景天属药用资源繁育和优质品种保育工作奠定基础。与此同时，红景天属种质资源的保护与合理开发利用也是藏药现代化和藏药走向世界的基础。

3. 加快红景天药材规范化种植进程

在推进红景天产业的发展中，红景天人工栽培、规范化种植与保护资源同样重要。经过调查发现，我国除在东北、西藏、青海个别地区，红景天的人工栽培有一些小面积试验外，其他地区尚未种植红景天，药材资源完全依赖野生。收购的红景天药材基原混杂、品质参差不齐，破坏性挖掘又带来了严重的环境问题。目前只有将市场中成熟的红景天种植品种引入药源，通过红景天 GAP 生产基地的建立、形成道地药材规模化种植产区，才能实现藏药红景天规范化、道地性种植，才能保证药材质量的稳定与可靠，进一步保证临床用药的安全有效。

　　建立野生红景天药源保护区、建立红景天属药用植物的野生种质资源库、加快红景天药材规范化种植进程，可以从根本上解决红景天日益匮乏的资源和不断壮大的产业之间的矛盾。

第五节
红景天的价值

中医学现存最早的中药学著作《神农本草经》中把红景天列为药中上品，认为它具有非常好的补益作用，长期服用可以延年益寿。因红景天生长地多为少数民族的聚集地附近，所以在民族用药中，红景天也成了一味不可或缺的重要药材。在公元8世纪也就是唐代藏医就将红景天作为常用药，并誉其为"长生不老草""九死还生草"。红景天对肺、肾、脾胃都有非常好的补益作用，不仅能够补气，还能够补血。我国卫生部于1991年批准红景天为保健品和药品新资源。2002年3月中国《卫生部关于进一步规范保健食品原料管理的通知》将红景天列为可用于保健食品的中药。时至今日，红景天越来越多的价值被人们开发了出来。

一、红景天药用价值

（一）中医典籍中的红景天

最早对红景天的记载可以追溯到中国现存最早的中药学经典《神农本草经》，书中认为红景天无毒，并有补气延年的功效，将其列为上品。

书中记载：景天为草部上品七十三种之一，属上药。为君，主养命以应天，无毒，多服、久服不伤人。欲轻身益气，不老延年者，本上经。

唐代医学家孙思邈认为，红景天不仅能延年益寿、清热解毒，它的花还可治疗月经不调。

孙思邈在《千金翼方》中记载："景天味苦，酸，平，无毒。主大热火疮，身热烦，邪恶气，诸蛊毒，痂疕，寒热风痹，诸不足。花主女子漏下赤白，轻身明目，久服通神不老。"

明代著名医学家李时珍认为，红景天乃大补之良药。

其他古代医家名著中，对红景天的功效亦有记载。

《本草经集注》中记载："诸蛊毒，痂，寒热风痹，诸不足。"

《药性论》中记载："治风疹恶痒，主小儿丹毒，治发热惊疾。"

丹毒

丹毒是发生于皮肤和黏膜网状淋巴管的急性炎症，常为 A 组 β 溶血性链球菌感染所致。通常起病急、蔓延快，局部可出现界限清楚的片状红疹，颜色鲜红，并稍隆起，压之可褪色，可有烧灼样痛，附近淋巴结常肿大、疼痛。较多见于下肢及颜面部，亦可见于其他部位，婴儿多见于腹部。

《日华子本草》中记载："治心烦热狂，赤眼，头痛寒热，游风丹肿，女人带下。"

《本草衍义》中记载："浓研取汁，涂火心疮。"

《本草从新》中记载："专清热毒，捣敷蛇咬。"

由此可见，古代诸多医药名家认为，红景天无毒性，可补中益气，而且具有清热解毒、治疗妇科白带异常等功效。

近代中药著作对红景天功效的记载更为全面。

《全国中草药汇编》："红景天，甘、涩，寒。清肺止咳，止血，止带。用于肺热咳嗽，咯血，白带；外用治跌打损伤，烧烫伤。"

《中药大辞典》："红景天，性寒，味甘涩。活血止血，清肺止咳。治咳血，咯血，肺炎咳嗽，妇女白带。外用治跌打损伤，汤火伤。"

《全国中草药汇编》和《中药大辞典》都记载红景天外用治跌打损伤，烧烫伤。

《中国药典》2020版："红景天，甘、苦，平。归肺、心经。益气活血，通脉平喘。用于气虚血瘀，胸痹心痛，中风偏瘫，倦怠气喘。"

（二）藏医典籍中的红景天

最早记载红景天的藏医药著作是《四部医典》，在第二卷《论说医典》第十九章中最早记述红景天，将其归为涩药部。在此后的一些藏医药典籍中，如《甘露之滴》《自然之底》《温岛合》《秘诀真宝》等，到清代的藏医药著作《晶珠本草》也收载有红景天，对其记述也越来越详细。

《四部医典》成书于公元八世纪末，是由宇妥·云丹贡布总结完成的一部藏医药学奠基性著作和经典教材。

里面称红景天为"神药苏罗玛宝（索罗玛宝）（均为音译）"，其"性平、味涩、善润肺、能补肾、理气养血。主治周身乏力、胸闷、恶心、体虚等症。"

《晶珠本草》中写到："索洛玛宝（红景天）味甘、苦、涩，性凉；功效养肺、清热，滋补元气，治瘟病时疫，清肺热，治脉病。"

《甘露之滴》中说："大株红景天温、燥，治流感，消散四肢肿胀。"

《自然之底》认为："大株红景天解毒。"

《温岛合》记载："红景天味甘、苦、涩，性凉，功效养肺，清热，滋补元气……"

《秘诀真宝》记载："索罗玛宝（红景天）具有补元气、安神益智、清肺利湿的功效，兼能调整因龙、培根、赤巴之间的平衡失调所致的腊毒证（即高原适应不全症）。"

可以看出，藏药典籍中对红景天的性味描述稍有不同，但对其功能主治的认识基本上是一致的。藏医多用它来"清热解毒，治疗瘟病时疫"。

近代藏药著作中，对红景天有着更为详尽的记载，《中华本草》（藏药卷）中记载："藏药红景天来源于大花红景天和唐古特红景天的根及根茎，具有活血消肿，清肺止咳，解热止痛，益气安神的功效，主治水土不服所致恶心，呕吐，嘴唇和手心等发紫全身无力，胸闷难于透气，体虚无力，失眠多梦。还用于肺热，肺痨等症。"

《中国民族药辞典》中记载："藏药大花红景天根、根茎治腊度（高山反应），恶心，身体虚弱，肺病，口臭，气管炎，水土不服所致恶心，体虚无力，失眠多梦，肺热，肺痨，神经麻痹症，肺热咳嗽，肺结核，肺炎，口病，感冒，发烧，呕吐，嘴唇和手心等发紫，全身无力，胸闷难于透气，肺热，脉热，四肢浮肿；花、根治肺病，肺炎，支气管炎，呕吐。"

《西藏常用中草药》写到："红景天具有活血止血、清肺止咳、解热、止带下的功效。主治咳血、肺炎咳嗽、妇女白带等症。"

《藏药志》中写到："索罗玛保（红景天）涩、寒；退烧，利肺；治肺炎、神经麻痹症、气管炎。"

藏医药诸家认为，红景天有滋补身体、延年益寿之功效，此外还有补肺益肾、强健身体、活血化瘀、安神、退热等功效，可治疗缺氧胸闷、白带异常、神经麻痹症等。

历史上红景天在藏医中的临床应用多于中医，自20世纪70年代，红景天逐渐成为中医临床常用药物。1977年版《中国药典》首次收载的红景天为藏药常用的唐古特红景天和大株红景天，其基原和功能主治均源自《四部医典》和《晶珠本草》。

小贴士

藏医认为人体内存在着三大因素："龙""赤巴""培根"。"龙"译成汉语是"气"，它的功用是主呼吸、肢体的活动、血液循环、五官的感觉、大小便的排泄、帮助分解食物并输送饮食精微等。因龙所在部位和功能不同，又分为下述的5种龙：维持生命的龙（索增龙）、上行的龙（紧久龙）、普遍存在的龙（恰不欺）、主消化的龙（麦娘姆龙）、主排泄的龙（吐塞龙）。

"赤巴"译成汉语是"火"，它的功用主要是产生热能并维持体温，增强胃的功能，使人知饥渴、能消化、长气色、壮"胆量"、生"智慧"。按赤巴所在部位和功能的不同，又分为主消化的赤巴（赤巴觉久）、主变色的赤巴（赤巴同已）、润泽皮肤的赤巴（赤巴多塞）等5种。

"培根"译成汉语是"水"和"土"，它的功用主要是磨碎食物，增加胃液，使食物易于消化吸收；司味觉，供人以营养和输送体液、保持水分；长肌肉、润皮肤、调节人的胖瘦；使睡眠正常、性情温和等。由于培根所在的部位和功用的不同，又分为保持水分的培根（培根登及）、磨碎食物的培根（培根疟及）、品味的培根（培根娘及）、使人知"满足"的培根（培根寸及）和润滑关节的培根（培根局尔及）5种。

龙、赤巴、培根既能用来解释人的正常生理活动、某些疾病发生的原因，还可以用来区分人的类型。藏医将人分为龙、赤巴、培根3种类型。

龙型人的特点是：消瘦，面色灰黄，怕冷，爱说话和唱歌，爱吵架，性格活泼等。赤巴型人的特点是：易饥渴，多汗，面色发黄，个性强。培根型人的特点是：身体肥胖，脸色发白，怕冷，嗜睡，性情温和。体型一方面可反映人的某些生理特点，另一方面又与疾病的发生有一定关系。

（三）各地药品标准中的红景天

（1）《中国药典》红景天性味与归经：甘、苦、平；归肺、心经。功能与主治：益气活血，通脉平喘。用于气虚血瘀，胸痹心痛，中风偏瘫，倦怠气喘。

（2）《青海省藏药标准》唐古特红景天性味：甘、苦、涩、寒。功能与主治：活血、清肺，止咳解热止痛。用于腊度（高山反应）、恶心、呕吐、嘴唇和手心等发紫、全身无力、胸闷、难于透气、身体虚弱等症。

（3）《新疆维吾尔自治区地方药材标准》蔷薇红景天功能与主治：滋补强壮，安神益智，开通阻滞，消炎止痛。用于体虚气短，精神倦怠，胸痹心痛，失眠多梦，健忘。

（4）《甘肃省中药材标准》狭叶红景天性味：微苦、涩、温。归心、肺、大肠经。活血调经，养心安神，止血止痢。用于跌打损伤，身体虚弱，头晕目眩，月经不调，崩漏带下，吐血，泻痢。

（5）《吉林省中药材标准》高山红景天（库页红景天）性味：甘、涩、平。归心、肺、脾经。功能与主治：益气活血，通脉平喘。用于气虚血瘀，胸痹心痛，中风偏瘫，倦怠气喘。

二、红景天保健价值

（一）红景天在食品中的保健价值

生活在青藏高原上的人们，很早就认识到了红景天独特的价值，民间常用来煎水或泡酒，出行时盛在牛皮袋囊中一路饮用，以消除劳累、缓解缺氧反应和抵抗山区寒冷。历代藏医将红景天、冬虫夏草、雪莲并称为"吉祥三宝"。康熙皇帝在平息阿拉布坦的叛乱中，即用红景天消除军旅疲惫、提神健身。此后，皇室便将红景天作为贡品索取，乾隆时蒙古土尔扈特部从伏加河流域回归祖国时给皇室的供品中就有红景天。

在长白山区、阿尔泰山区，当地居民利用高山红景天和蔷薇红景天的根茎熬水、泡酒，用以解乏御寒。

以红景天为主要原料的保健食品开发较晚，大概从20世纪80年代改革开放后开始，先后开发出了"红景天人参酒""红景天口服液""红景天智力宝""红景天饮料""红景天茶"等多种产品，深受大众的喜爱。

在我们日常生活中，将红景天用来保健的方式也不少，常用的方法有：① 红景天直接泡水喝，可以抗疲劳、抗辐射，有益于睡眠。② 红景天和米煮粥，可以提高免疫力，改善体质，养生保健。③ 红景天、枸杞子或者桂圆肉、大枣煮茶喝，对于高血压患者来说，也能够达到降压效果。④ 红景天加上黄芪、枸杞子、大枣、雪莲花等药材，一起煲鸡、排骨或瘦肉，可调节人体新陈代谢。⑤ 红景天直接泡酒喝，能够滋阴补肾、强身健体，对改善失眠、体虚、神经衰弱、疲惫等症状有很好的效果。

（二）红景天在化妆品中的保健价值

红景天作为美容药草自古就有记载，在民间广为流传，文献记载它可以治愈皮肤炎症、痤疮和溃疡，有烧伤、烫伤、灼伤后使用不留疤的神奇功效。

现代研究表明，红景天可通过对酪氨酸酶的抑制，限制酪氨酸向黑色素的转化，并能消除自由基，提高氧化酶活性，阻止过氧化反应，从而达到抑制色素形成和褐脂素堆积的目的。红景天还可提高细胞生命力，延缓细胞衰老，所以可以将红景天以适当浓度配比加入功能性化妆品中，可作为美白、祛斑、抑制黑色素生成、抗衰老的活性添加剂。以红景天为主要原料的系列化妆品，具有天然、无毒、无不良反应的特点，有抗衰老、去皱、去斑、增白的效果，同时还具有抗辐射等功能。近年来红景天护肤系列深受广大女性同胞们的喜爱。

三、红景天文化价值

红景天，生长在"世界屋脊"，生长在高山峡谷中，生长在高寒山岭，被称为高原"百草之王"，它在中医、藏医中悠久的应用历史和神奇的济世功效使其成为很多人盛赞的"雪山仙草"。在各族人民数千年的使用和流传中，形成了内容丰富多彩的红景天文化，主要包括物质文化和精神文化2个层次。

（一）红景天的物质文化

在《神农本草经》和《四部医典》中，都把红景天列为药中上品，肯定了它轻身益气、活血化瘀、理肺补肾、不老延年的功效，因此产生了红景天的物质文化。从红景天种植、红景天生产到以红景天为原料生产的各种红景天产品，包括含红景天的各种药品、化妆品、保健品等，不仅给人们带了健康、美丽，也带来了巨大的经济效益，推动了相关产业的发展，形成了红景天的物质文化产业链。

（二）红景天的精神文化

红景天生长的高寒、缺氧、强紫外线的极端环境赋予了它顽强的生命力和神奇的功效，红景天的精神文化自此而生。

（1）以红景天为主体的历史印记，是中医药和藏医药历史文化深厚的积淀。红景天在2000多年的使用历史中，被人们称为"百草之王""雪山仙草"等。传说康熙皇帝将红景天赐名为"仙赐草"，把红景天泡制的药酒冠以"扬威酒"之名，并从此将它钦定为御用贡品；在乾隆时期献给皇帝的贡品中也有红景天。这些美好的历史印记被深深地烙在了人们的精神中。

（2）红景天的花语是有前途，生命力强，独特。文人墨客欣赏它的坚强，对它扎根高原、不怕风雪蹂躏的风骨赞美有加。红景天的藏语叫做"索罗梅朵"，意思是"美丽的红色花儿"，每年秋天，红景天花瓣与根茎一并透着火红，在白色雪山的映衬下，那番婀娜，真的是倾倒路人没商量。若用最凝炼的文字概括它的特质，那就是：植根深固、秉性坚贞、傲风斗雪、热烈奔放、生命力极强。在高到了极致的世界屋脊，正是因为人们首先战胜了地域的险恶，才发现了红景天对于人类生命所具有的"扶正固体、滋补益寿"的功效。

（3）在红景天的生产和使用过程中，文人墨客创作了不少文学与艺术作品，成为了一种精神的烙印与象征，这些包括红景天的神话故事和历史传说等。在新疆阿尔泰地区至今还保留着新娘向新郎赠送红景天作为新婚礼物的习俗，意为人丁兴旺，民族繁盛。

（4）对于红景天未来的一些思考。近年来，随着红景天的经济价值越来越高，野生红景天被大量采挖，虽然给当地农牧民带来了一定的短期经济效益，但同时也对当地的生态造成了巨大的破坏，不利于该地区的长期可持续发展。所以在红景天的使用开发过程中，我们应该深思如何在追求物质价值增长的同时，保证红景天产业的平衡可持续发展，使红景天的物质文化与精神文化共同发展与进步，造就出更加璀璨和谐的红景天文化价值。

红景天文化是我国各族人民在长期与疾病做斗争中，逐渐形成并不断发展的颇具民族特色的中华文化，沿袭千年的中藏药智慧在多元文化并存的今天，仍然具有强烈的现实启发意义。通过弘扬优秀的传统红景天文化，不仅有助于树立民族文化自信心，加强民族文化认同感和归属感，还能进一步扩大中华优秀传统文化的影响力。在市场经济与科技高速发展的今天，我们只有将红景天文化的传统核心理念与现代科学的创新观念完美融合，扬长补短，推陈出新，找出一条红景天可持续发展的道路，红景天文化的弘扬和传承之路才能走得更长、更远。

第六节
红景天的产业发展

红景天有益气活血、通脉平喘的功效，主要用于气虚血瘀、胸痹心痛、中风偏瘫、倦怠气喘。目前，研究人员对红景天提取物及有效成分进行了大量的化学分析研究，迄今为止，已从红景天中分离得到 40 多种化学成分，包括黄酮及其苷、香豆素、挥发油、蒽醌、蛋白质、有机酸等。红景天在中、藏医药行业占有重要的地位，是继人参、刺五加之后发现的又一种保健药用植物，是连花清瘟胶囊、双红活血胶囊、心脑欣丸、景天虫草含片、景天祛斑胶囊等中藏药的主要原料。我国以红景天入药的中藏药品种达 30 多个，红景天产业体系已初步形成，并呈现快速增长的良好势头。

随着红景天产品不断开发及其市场接受度增加，野生资源被大量利用，红景天资源短缺问题已经显现，在东北、四川、西藏等地都曾取得过红景天引种栽培的经验，但迄今却无红景天大面积栽培的报道。我们依据红景天野生资源产量和产业发展的供需之间的关系，在对红景天国内外产业情况全面调查与文献研究的基础上，系统总结出了红景天产业发展现状、未来前景及存在的问题。

一、红景天产业发展现状

（一）红景天产业发展历史

我国对红景天的应用历史已有千年。东北民间就将红景天作为补品并用于治疗疾病，用其根或根茎煎水或泡酒服用，以消除重体力劳动带来的疲劳，抵抗高山严冬的寒冷。藏族民间经常用红景天来治疗咳血、咯血、肺炎咳嗽和妇女白带等症。藏医经典著作《四部医典》及《晶珠本草》中，记载了"红景天味甘、苦、涩、性凉，清热，滋补元气"等性味和功效，还绘有精美图案。

对红景天资源研究与应用较早的国家是苏联。20世纪60年代，他们研究证实红景天的免疫补益作用强于人参、刺五加，服用时无人参燥热、不宜久服及刺五加引起便秘的缺点，无不良反应，无成瘾性，并能使服用者的身体在多方面受益。他们将红景天制剂推入市场，作为宇航员、飞行员、潜水员等从事特殊工种人员的保健品，促进了红景天产业的开发研究向纵深方向发展。

我国红景天虽种类多、蕴藏量较大、使用历史悠久，但深入研究和开发利用起步较晚。我国对红景天药用开发研究始于20世纪80年代初，广大科研工作者对红景天的生理、生态、栽培、药理、化学成分等方面进行了广泛的研究，并取得了很多研究成果。沈阳药学院首先对东北产的库页红景天进行了化学成分的提取、分离，随后又进行了栽培、药理、制剂等研究，与此同时，华西医科大学、云南植物所、青海药检所等单位也对本地产的不同种红景天进行了多方面研究。红景天作为保健药物资源和食品资源已得到了国家的认可。

近年来，红景天不但用于加强新陈代谢、调节生理功能、健身延寿的营养保健，随着我国航天事业的发展以及太空、深海、沙漠等特殊地区的开发也促进了红景天开发利用的纵深发展。现已形成了以红景天为主要原料的系列产品。红景天系列产品主要从保健、预防和治疗3个方面深入研究，在对其有效成分的结构和药理研究的基础上，在中医理论的指导下，应用现代制药技术，积极进行红景天的单方和复方研究，将其突出的抗疲劳、促进睡眠、提高机体免疫力、延缓衰老等临床药理作用开发出来，同时充分利用先进的提取分离手段，将红景天中具有较高药用价值的成分提取精制为相应制剂。现已形成了以红景天为主要原料的药材饮片、中药制剂、保健食品、化妆品的基本格局。

（二）红景天产业的发展现状

红景天品种众多，全世界共有96种，中国就占了73种。在我国常用的品种除了药典收载的大花红景天外，主产于青海的狭叶红景天、唐古特红景天，东北的高山红景天，新疆的蔷薇红景天也都被开发利用并有其相应的产品。

大花红景天在我国主产于西藏、四川、新疆、青海等区域。据红景天经营商家反馈，目前西藏与四川是大花红景天最大的产区，两个区域加起来能够产出全国70%以上的大花红景天，新疆、青海、吉林等产区的产出相对较小。进口红景天价格比国产高出许多，并有保护政策，无法大量产出，故国内市场上基本没有大货。

目前，我国红景天产业主要以红景天药材、红景天制剂、红景天提取物、红景天保健食品、红景天化妆品等为主。

1. 红景天药材

目前红景天市场以块根为主的红景天原生态形式较多。市售的红景天药材主要有3类：一是根茎粗长、圆柱状的，以西藏的大花红景天（藏药名为"苏罗玛保"）、唐古特红景天、小花红景天为代表；二是根茎块状、肥大的，以青海的狭叶红景天（藏药名为"力嘎都"）为代表；三是根茎粗短、圆柱形，略弯曲，多呈丛生分枝状的，以产自吉林的高山红景天为主。其中收入《中国药典》的大花红景天在市场上占有量最大。

2. 红景天制剂

目前红景天制剂的开发品种有30多个，涉及40多个药品批准文号与30多家生产企业，根据红景天不同药理作用开发了不同的制剂。有抗紫外和延缓衰老作用的制剂景天祛斑片、景天祛斑胶囊；具明显抗缺氧、抗疲劳作用的制剂心脑欣片、景天虫草含片、红景天口服液、利舒康胶囊、大株红景天注射液、诺迪康颗粒等。生产企业分布于青海、四川、西藏、吉林、河北、浙江等地。近年来，以红景天为原料的药用制剂研究机构逐年增加，实力逐渐增强，进一步推进了红景天药用产业的发展。

3. 红景天提取物

近年我国主营红景天提取物的企业数量在不断增长，其中包括一些合资企业，目前我国生产的红景天提取物大部分出口国外地区，国内市场需求仅占小部分。

4. 红景天保健食品

国内从 20 世纪 80 年代初开始，有多家企业开始开发红景天资源和生产红景天系列保健食品，有红景天口服液、冲剂、胶囊、保健茶和保健饮料等。由于种种原因，这些企业形成的规模并不大。随着近年来青藏旅游路线热度的不断上升，红景天保健品越来越受到消费者青睐，产品需求不断提升，市场前景良好，发展空间广阔。

5. 红景天化妆品

红景天在化妆品方面的产业是近 20 年才开始起步的。红景天或红景天提取物可以适当浓度配比加入功能性化妆品中，作为美白、祛斑、抗皱、抑制黑色素生成的活性添加剂。化妆品中主要使用的为红景天提取物，利用红景天提取物等植物组成的天然防晒成分，取代合成防晒剂。近年来，以库页红景天提取物为原料研制的洗面奶、面霜、面膜等基础护肤品也已投放市场，越来越受到广大消费者的青睐。

二、红景天开发利用前景

红景天作为生物调节药物，有着显著的药理作用，其应用开发应从保健、预防和治疗等方面深入研究，以中国传统医药理论为指导，应用现代制药知识积极进行红景天复方研究，扬长避短，将其突出的抗疲劳、促进睡眠、提高机体免疫力、延缓衰老等作用开发出来。在大健康产业进入"全民需求"时代的今天，中药产业发展势头强劲，产品需求持续增长，市场前景广阔，在贸易全球化、产业现代化的时代大背景下，红景天产业应该紧跟时代的步伐，抓住机遇，谋求产业的进一步发展。

（一）利好政策促进红景天中药产业传承创新

2019年10月，国务院颁布了《关于促进中医药传承创新发展的意见》，该文件完成了当前乃至今后一个时期内中药产业发展的框架设计，是近期中药产业发展的纲领性政策文件。会上对中医药工作作出重要指示，强调要遵循中医药发展规律，传承精华，守正创新，加快推进中医药现代化、产业化，坚持中西医并重，推动中医药和西医药相互补充、协调发展，推动中医药事业和产业高质量发展，推动中医药走向世界，充分发挥中医药防病治病的独特优势和作用，为建设健康中国、实现中华民族伟大复兴的中国梦贡献力量。诸多利好政策将有助于解决中药产业升级中面临的政策保障问题，有利于激活整条中药产业链，促进红景天等中药产业的快速发展。

（二）市场需求增长，红景天迎来春天

我国红景天系列产品除内销外，还销往韩国、日本、马来西亚、新加坡、泰国等国家。目前，市场对红景天的需求

与日俱增，销量逐年扩大。据调查，国内抗缺氧产品年销售额约 20 亿元，并以每年 50% 的速度递增。专家预言，未来几年红景天产品将风靡全球。

（三）红景天产业发展助推乡村振兴

产业发展是打赢脱贫攻坚战的有力举措，只有产业发展起来了，带动贫困群众素质能力提升了，"输血"变为"造血"，才能实现持续增收，从而彻底拔掉穷根。应以红景天产业化振兴乡村，以市场为导向，以龙头企业为依托，利用乡村红景天资源优势，逐步形成"贸工农一体化、产加销一条龙"的产业化经营体系，持续稳定地带动乡村振兴。

2016 年我国有化妆品公司开启了中华本草养护行动——红景天种植计划，与西藏当地农业科研机构合作，开展红景天种植的调研、论证、选种、培育和试种工作，并将红景天种植与当地精准扶贫工作紧密结合起来。同年 5 月，第一个红景天基地在西藏山南市桑日县洛村建成，短短几年时间，已累计在西藏种植红景天 28 万株。如今，越来越多的村民放弃在外打工，选择回乡在基地务农，收入得以提升，生活得以改善。相关产业在西藏种植红景天，是践行"百企帮百村"的精准扶贫行动，相信随着红景天生态扶贫的成功，会吸引越来越多的企业、个人投入到红景天种植和产品开发中，为红景天产业的可持续发展做出贡献。

三、红景天产业发展中存在的问题

（一）资源利用的广度、深度不足

开发利用红景天已成为国内外研究的热点，但不如具有相同"适应原"样作用的人参、刺五加等的研究深入、广泛，对其资源的研究和开发力度相对较弱。不同地区由于经济、自然条件的差别对不同种类红景天的研究差异较大，东北地区对高山红景天的研究开发起步较早、成果较多，产品相对完善，但由于其所用品种非药典收载品种，故近年来产业发展基本停滞；而青藏高原地区红景天虽然主要为药典收载品种，且品质好，但由于开发起步较晚，产业发展仍然较为滞后，资源利用研究"浅""窄"。为了更合理开发利用这一植物资源，需要进行更深入的多学科的综合研究。

（二）规模化特色生物资源繁育缺乏

目前，红景天主要来源仍为野生，对资源的季节依赖性较大。红景天主要利用部位是其根及根茎，对资源的破坏严重。红景天生长环境特殊，种群更新非常缓慢，资源一旦遭到破坏，将难以恢复。随着近年来红景天越来越受到大众的关注，药品、保健品生产企业的大规模投入，红景天资源短缺问题已经显现，因此大面积引种栽培是红景天开发利用之必要措施。

近几年西藏、吉林、四川等省已开始对红景天进行人工驯化栽培，但红景天栽培发芽率低、田间管理要求高、生长周期长，人工驯化栽培进展缓慢，目前还没有大面积栽培的经验，因此大花红景天的价格逐年上涨。达到 40 元 /kg 左右，2020 年下半年价格因疫情控制有所调整，疫情放开后价格从 60 元 /kg 左右上涨到 80 元 /kg 左右，至 2023 年第 2 季度大花红景天带皮个子货价格为 100~120 元 /kg，带皮饮片价格为 140~150 元 /kg；去皮个子货售价为 200~230 元 /kg，去皮饮片售价为 210~295 元 /kg。分析近期红景天价格上涨的原因，一方面是大花红景天作为连花清瘟胶囊的组成成分使用量增加，另一方面是红景天现存野生资源有限，且野生资源采伐管控越来越严。因此，提高红景天种植的成活率、降低红景天的种植成本是红景天产业可持续发展必须解决的问题。

在红景天应用开发的同时，应注意红景天资源的合理运用和保护，采用植物栽培的新技术和植物激素等方法增加产量，让红景天这种珍贵药材能长期更好地满足人们的需求。

第二章

红景天之品

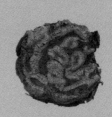

第一节
红景天的道地产地与采收

药材的质量与生长环境、采收等因素密切相关。生长环境主要包括海拔、温湿度、光照和土壤类型等，采收包括采收时间与采收方法等，这些环节都会造成药材质量的差异。红景天药材目前主要以野生为主，在东北、四川、西藏等地有少量种植。红景天对地质、气候等环境条件要求较为苛刻，适生分布区域主要分布于高海拔、高寒地区。适宜的道地产区和按时采收是红景天质量的重要保证。

一、道地产区，品质之源

我国红景天属植物主要分布于西北、东北、华北及西南海拔 2000~5600m 的高寒无污染地带。恶劣而多变的自然环境让红景天具有了很强的生命力和特殊的适应性，这决定了红景天药效成分和功效的特殊性，特别是抗缺氧、抗寒冷、抗疲劳、抗辐射、抗病毒等方面的独特功效。我国青藏高原高海拔、缺氧、低温、强光照的无污染地带，成为了红景天的最佳生长环境，也是我国红景天蕴藏量最大的地区。

（一）利于红景天生长的自然地理气候条件

红景天属植物除少数种生长于海拔 2000m 左右的高山

草地、林下灌丛或沟旁岩石附近外，大部分类群生长于海拔3500~5000m 的石灰岩、花岗岩、山地冰川、山梁草地或山谷岩石上。红景天属植物生长的主要环境为林下、灌丛边缘、高山草甸和高山流石滩。

青藏高原平均海拔在 4000m 左右，具有最高的水平地带性和垂直地带性紧密结合的自然地理条件。高原的气候特点主要有太阳辐射强、昼夜温差大、年平均热量不足、干旱少雨等。青藏高原的地理位置和气候为红景天的生长提供了得天独厚的自然条件。高原的隆升及其偶联的气候变化以及第四纪冰期交替使得青藏高原地区红景天属植物发生快速辐射分化，产生了大量的新物种，使青藏高原地区成为红景天属植物的现代分布中心。

在青藏高原这样恶劣的环境条件下，药用植物生长缓慢，地上部分矮小，反而地下部分根系发达，具备了抗缺氧、抗高寒、抗疲劳等生物特性，而且逆境中生长的药用植物中有效成分含量会高很多，所以青藏高原出产的红景天往往具有品质好、药效高、产量丰富等特点。

（二）利于红景天活性成分积累的气候因素

红景天苷作为红景天中重要的活性成分之一，其含量的高低被认为是评价红景天品质优劣的标准。红景天苷与红景天的产地、经纬度、海拔高度、气候等要素有一定相关性。青藏高原地区辐射强烈，日照多，气温低，积温少，气温随高度和纬度的升高而降低，气温日差较大；干湿分明，多夜雨；冬季干冷漫长，大风多；夏季温凉多雨。青藏高原年平均气温由东南的 20℃，向西北递减至 -6℃以下；由于南部海洋暖湿气流受多重高山阻留，年降水量也相应由 2000mm 递减至 50mm 以下；日照充足，年太阳辐射总量 585~752kJ/cm²，年日照总时数 2500~3200 小时。该地区特殊的地理环境及复杂的自然条件，非常适合红景天属植物的生长，有利于活性成分的积累。

1. 红景天属植物多喜欢光照

红景天属植物分布坡向以西南坡、南坡、东南坡、东坡分布居多。对于阳性植物而言，随着光强的降低，植物的生物量也会降低，植物生长受到抑制。光照强度对红景天中红景天苷含量的影响具有相似的规律，即弱光会导致红景天苷含量急剧降低。

2. 红景天属植物喜欢寒冷低温的气候

红景天属植物一般生长需要年平均气温 -4~-9℃，最高温月份的气温也应在 4℃以下。月平均气温在 1~4℃能正常生长发育，最适宜的月平均气温在 2℃左右。在生长时期能短时忍受 -10℃的低温风雪天气，但月平均气温超过 4℃及低于 0℃时会对红景天的生长发育产生不利影响。

3. 红景天植物适宜以半湿润气候条件为主的生态环境

土壤干旱不利于红景天地下部分生长，也不利于红景天苷的积累。红景天生长的地区年降水量一般在 600~800mm。红景天萌动返青的时间早晚由冬、春降雪量的多少决定，如果冬、春降雪量多，气温达 0℃以上，红景天返青早，花茎分枝多，生长茂盛；相反，红景天的花茎分枝少，生长稀疏。

4. 红景天是一种喜欢强烈太阳辐射的植物

红景天生长的地区一般要求年日照在 2400 小时、太阳辐射在 628kJ/cm² 以上，其对紫外线有极强的吸收作用。高原上空气稀薄、水分少，对太阳光的削弱少，天气晴朗时，紫外线愈强对红景天的生长发育愈有利。阴雪多的年份会对红景天的生长发育造成影响。

二、应时采收，品质之基

（一）红景天的采收年限

红景天主要以根和根茎入药，目前野生药材为其主要来源，因此把握采收年限、掌握采收时间，才能得到理想的红景天药材。

红景天的品种、产地、自然环境等因素的差异，会使生长状态、根茎的大小、质量均有所差异，所以采收的年限也各不相同。采收年限要根据实际的产地、根茎的大小、有效成分的含量来确定。对于目前已经有栽培历史的红景天品种而言：高山红景天用分根繁殖生长 2 年后采收较为合适，用种子繁殖生长 4 年后采收较为合适；大花红景天分根繁殖生长 4~6 年后采收较为合适。

（二）红景天的采收时间

红景天在每年的什么时候采挖最好？西藏自治区农牧科

学院蔬菜研究所强巴卓嘎通过对红景天不同部位（根、根皮、茎、叶）中红景天苷、酪醇、络塞维含量进行了测定，结果发现：红景天苷含量由高至低的顺序依次为根、根皮、叶、茎，这说明红景天苷主要存在于根部。红景天苷作为红景天中重要的活性成分之一，其含量的高低被认为是评价红景天品质优劣的标准，这说明传统中医以其根部入药是有科学依据的。酪醇作为红景天另一种主要的活性成分，其含量明显低于红景天苷，主要存在于根与根皮中，且根皮中含量略高于根部，茎中少量存在，但未在叶中检出；络塞维作为红景天中的特有成分，微量存在于根、根皮部以及茎中，同样在叶中未检出。因此，红景天中活性成分主要存在于其根部。强巴卓嘎为了深入研究采收期对红景天活性成分的影响，分别对 2018 年 7 月 22 日、2018 年 8 月 17 日、2018 年 9 月 17 日以及 2018 年 10 月 18 日 4 个采收期红景天不同部位（根、根皮、茎、叶）的活性成分进行了测定，结果表明：随着采收期的延长，根部红景天苷含量先显著上升，并在 9 月中下旬时含量达到最大，随后显著下降；酪醇含量随采收期变化未表现出明显的规律，在 10 月中下旬时含量达到最大；络塞维含量与红景天苷表现出相同的趋势，即 9 月中下旬其含量达到最大，随后显著降低。

另外一个研究者赵彩云也发现，9 月初采收的红景天中红景天苷与酪醇含量最高，利用综合评价法得到栽培大花红景天的最佳采收期为 10 月初。采收期的长短直接影响红景天苷和酪醇等活性成分的积累。西藏自治区高原生物研究所陈彬研究发现，春季采挖的红景天中红景天苷和酪醇含量比秋季采挖的样品均有所下降，说明季节对红景天活性成分含量具有一定的影响。基于根部是红景天活性成分的主要储存部位，认为9月中下旬至10月上旬是红景天采收的最佳时期。

结论：红景天不同部位的活性成分含量和组成各不相同，根部是红景天苷、酪醇和络塞维的主要储存部位，其含量显著高于根皮、茎和叶，而叶中活性成分少并且仅存在红景天苷。红景天不同部位的活性成分含量和组成会在采收过程中发生显著变化。随着采收期的延长，根部、茎以及叶中红景天苷含量大体上呈现出先升高后降低的趋势，在9月中下旬时含量达到最大；根、根皮以及茎中酪醇含量均在10月中下旬含量达到最大值；而根部以及茎中络塞维含量在8月、9月中下旬含量最大。根据中医以其根部入药的理论，9月中下旬是红景天采收的最佳时期，这时红景天地上部分枯萎，地下部分进入休眠期，营养成分主要贮存于根和根茎中，其有效成分含量最高。

（三）红景天的合理采收

为了使红景天植物资源能被科学合理地开发和永续利用，应当试行生态保护性的研究与开发。

（1）红景天属的多数种类生长在高山草甸带中的沟谷边、碎石坡、河滩草丛中、山地冰川边缘、沼泽化草甸边缘、山坡湿润的石缝中、高海拔的流石坡等恶劣环境中，其生态环境十分脆弱，这种脆弱的生境极易被破坏。因此，在采挖红景天时应"手下留情"，只采挖地上匍匐茎或株丛的一部分，使其被保留部分能够继续分蘖生长。

（2）红景天属植物在自然条件下多为种子繁殖。它们的种子极小，千粒重不到1g，种子萌发力极弱、萌发率低，幼苗的成活率也低，种子的萌发率和幼苗的成活率与其局部的微生态条件及当年的降水情况呈正相关。因此，在采挖红景天时，应该采取必要的措施，进行人工促进红景天的自然更新和种子的萌发、幼苗的生长。

（3）红景天属植物多为雌雄异株，应在采挖时尽可能只挖雄株，保留雌株。

（4）红景天植物枝叶繁茂，每年春末夏初会萌生大量的枝、叶、花茎。这些枝叶到秋末冬初几乎全部凋落，经分化、腐烂后形成较肥沃的腐殖质层。在采挖红景天时，应注意保护植株周围富含腐殖质的土壤，以保证其继续萌发生长所需的局部立地条件。

（5）注意采挖季节。红景天的种子一般在9月下旬成熟，应在其种子成熟后再采挖，将被挖掉的部分植株上的种子（连同花茎）摘下，埋在红景天植株周围的土中，使种子能在翌春萌发。

（6）采集红景天种子进行人工播种繁殖。

（7）将红景天植株经过人工促进生根处理，进行异地移栽或插扦繁殖，以扩大其资源量和便于采收。

（四）红景天的采挖方法

采挖时，应先除去地上茎叶，再将根挖出，去掉泥土（图2-1~图2-7）。红景天的根和根茎采收后若直接在阳光下晾晒，长时间不能完全干燥，有效成分会大大降低。因此应避免直接在阳光下晒干，可在60~70℃条件下快速烘干。

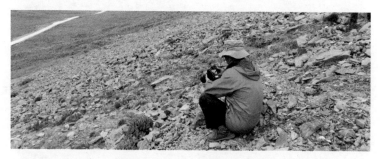

图2-1 红景天采挖现场（1）

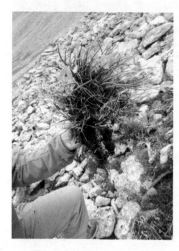

图2-2 红景天采挖现场（2）

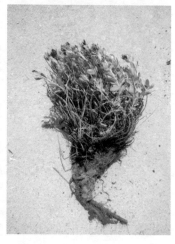

图2-3 刚采挖的野生红景天（1）

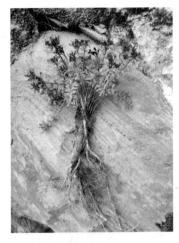

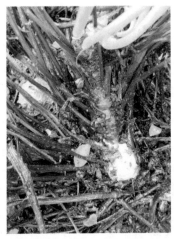

图2-4　刚采挖的野生红景天（2）

图2-5　刚采挖的野生红景天（3）

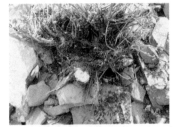

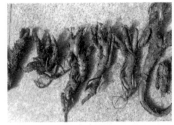

图2-6　刚采挖的野生红景天（4）

图2-7　刚采挖的野生红景天（5）

▶ 视频 2-1

红景天采挖现场

三、红景天的种植

鉴于自然资源恢复缓慢、产区狭窄而且日益减少的现状，开展红景天人工栽培不但可解决红景天资源短缺的问题，亦可为农民提供乡村振兴的道路。但是红景天的生物学特性及生存环境比较特殊，人工栽培的难度较大。如何提高红景天的产量和质量，使其适应大规模的人工栽培，提供切实可行的栽培措施，是研究人员追求的目标。近年来国内外很多专家对红景天的栽培、生理、药理和生态等问题进行了大量的研究。

（一）红景天的生物学特性

1. 种子的生物学特性

（1）形态特征：红景天的种子呈长圆形或宽披针形，略扁圆，长约 2mm，宽不足 0.5mm，新采收的种子表明呈黄褐色或淡棕色，晾晒后颜色变浅，呈棕褐色或棕色。种子很小，千粒重为 0.12~0.14g，种子顶部具膜质状种脊，种孔位于基部，种皮表面在放大镜下可见数条均匀的纵向纹理。

（2）生物学特性：野生的红景天种子，由于受秋季低温、多雨或早霜等不良气候的影响，往往不能完全成熟，饱满成熟的种子约占总数的 30% 左右。种子适宜的萌发温度为 15~20℃，适宜的湿度为 60%~70%，播种时如果气候和土壤湿度适宜，5~7 天就可以出苗；若低于 15℃，则出苗需 10 天以上；若秋季播种，翌年早春地表温度达 8~10℃时就开始出苗。

红景天种子具有不完全休眠的特性，播种前种子需要经过处理。否则，尽管温度和湿度适宜，出苗率也仅有 10% 左右，种子的休眠特性是长期生长在恶劣的自然环境中形成的，是本身生命力的自我保护，使其能在合适的条件下生长。研究发现，种子内含有抑制种子发芽的物质，该物质易溶于水，在水中极易被冲洗掉，因此播种前，用流动的水清洗种子可以大大提高种子的出苗率；此外，用赤霉素处理种子也可以打破种子的休眠。提高种子发芽率的方法还有以下几种。

① 种子采收后，选择合适的环境进行保存。种子有一定寿命，他的寿命除受自身生理遗传特性的制约外，还受贮存条件的影响。研究表明，植物的种子贮存在湿度 5%~15%，温度为 –20~–10 ℃的低温干燥条件下有利于其生命力的保持。贮存时间的长短对种子也有影响，新采收的种子在室温 15~20 ℃条件下干燥贮藏，8 个月后发芽率明显下降，贮存 1 年以后几乎全部失去发芽能力，低温冷冻贮藏可提高种子的发芽率和贮藏时间。

② 温水浸种法。温水浸种法可使种皮软化，增加种皮透性，促进种子萌发前的代谢过程。浸种时间长短应根据种子大小、种皮厚薄而定。

③ 机械处理法。如有坚硬种皮的种子或种皮表面有蜡纸等，利用擦伤种皮的方法，可增强种子的通透性，有助发芽。

④ 层积处理法。有些药用植物的种子在贮藏期，用 1 层湿沙 1 层种子进行堆积，有利于种子后熟、提高发芽率。此法适于休眠期长、需经后熟或种皮坚硬不易发芽的种子。

⑤ 低温处理方法。有深休眠期的植物种子需低温处理，可打破休眠，提早发芽。

⑥ 药剂处理方法。用药剂处理药用植物种子能提高种子的发芽率和整齐度，但不同植物所使用的的药剂浓度和处理时间不同。

⑦ 激素处理方法。常用的生长激素有吲哚乙酸、萘乙酸、赤霉素。应用较多的是赤霉素，适宜浓度的赤霉素有代替低温打破种子休眠的作用。

⑧ 射线和超声波处理方法。用射线、超声波处理植物种子均能提高种子的发芽率，并能促进植物生长，增加产量。

（二）人工栽培红景天的环境要求

在红景天的人工栽培中，需注意栽培环境的选择。红景天中主要活性成分红景天苷是次生代谢产物，环境直接影响它的形成和积累。次生代谢产物是植物的保护囊，在环境胁迫下，植物通过向外界环境释放次生代谢产物来抑制其他植物的生长，以提高自身的竞争能力。因此，逆境（如干旱、严寒、伤害、高温、重金属等）能刺激植物次生代谢产物的积累和释放，使次生代谢产物增加，这是植物长期适应环境的结果。另外，环境的变异影响着红景天苷成分的变异并对变异进行着选择。例如，广布种常呈连续分布，其化学成分的变异通常也会呈现出连续变异的特点，而一旦其分布区气候出现明显变化，尤其是影响其化学成分的生态主导因子发生明显变异，则其挥发油的变异则可能相应地由连续变异的量变转为非连续变异的质变。环境对化学成分含量有很大的影响，主要通过栽培时间和生长地来反映，其中栽培时间对异黄酮总含量的影响更为显著，这很可能是由气候变化所致。生长地和栽培环境对红景天有效成分含量和各类分布有影响，一般来说，纬度越高，日照越长，红景天苷的含量越高。红景天各个不同地区居群往往具有不同的基因型，称地方性特化基因型，而这些基因型是由于不同的生态或地理条件的长期选择作用塑造而成。因此引种时，要选择与野生红景天相同或相似的生境进行栽培。

1. 温度

温度对红景天生长的影响是多方面的，年平均气温的高低、积温的多少及持续时间的长短都会影响植物的生长发育。红景天生长在高山带及亚高山带，环境条件十分恶劣，春季干燥多风，夏季短而多雨，秋季凉爽，冬季漫长而寒冷，常年气温偏低，四季温差较大，昼夜温差较大，无霜期短，植物生长期也短。高山上的红景天一般6月中旬开始萌动，7月上旬开花，8月下旬停止生长，9月初进入长时间的休眠状态。人工栽培红景天要注意防止夏季高温多雨的危害，采取有效措施进行排水，降低温度，加强通风性。

2. 光照

光照是植物进行光合作用的能量源泉，是影响生长发育的重要因素，光照时间、光照强度、光质等都会影响植物的生长发育。光强和光质能刺激和影响植物分化，光照时间能制约植物的发育。光强随纬度的增加而减弱，随海拔的升高而加强；光质在低纬度短光波较多，在高纬度长光波较多，随海拔的升高，短光波逐渐增加。红景天生长在高山地带，强光照和低温使其形成了特殊的生态类型，白天的强光刺激了植物的光合作用，夜间的低温降低了植物的呼吸作用，相对增加了物质的积累，有利于植物的分化和花芽的形成，使其能在短的生长周期内完成各个发育期。低温和紫外线能抑制植物茎秆的生长，促进根向下生长，促进花青素的形成。所以，高山植物一般具有茎秆短矮、叶片小、花色鲜艳的特征。红景天喜光照、不耐阴湿，全部生长期内需要充足的阳光。光照对植物的生长发育影响较大，生长在高山冻原带全光照射下的红景天，植株健壮，色泽深绿，花茎多，叶片肥厚；生长在光照不足条件下的红景天，长势细弱，花茎少，叶片黄绿，根也较细。人工栽培红景天应注意选地，选光照较好的地方，要充分利用中午的强光和早晚的散射光，以保证红景天的正常生长。但是，刚出土的幼苗不宜强光照射。

3. 水分

水既是光合作用的起始物质又是生理代谢的重要反应物，因此水分对于植物的生长有重要的作用。红景天原产地为高山地带，海拔较高，降水量较多，大气湿度大，红景天生长期有充分的水分供应。夏季多雨季节，由于山坡坡度较大，又多为砂石地，排水较好，不会发生水涝。相反，对于光的照射、巨大风力造成的干旱，红景天也有很好的适应性，因此红景天耐干旱而怕水涝。人工栽培红景天要注意防止水涝，但是幼苗期要有充足的水分。栽培红景天有"小苗喜水，大苗怕水"的说法。因此，栽培时应根据需水情况进行灌溉或防涝。

4. 土壤

土壤能供给植物水分、养分、空气等，因此土壤的质地、有机质、土壤成分、空气、水分、土壤微生物等均能影响植物的生长发育。红景天多生长在沙土地上，喜欢质地较疏松、含腐殖质较多、排水较好的土壤。人工栽培红景天应注意土壤的选择和排水等情况。黏土地和碱性土地都不适合红景天的生长。

（三）人工栽培红景天的难点

（1）红景天适宜生长在高海拔地区，引种到低海拔地区时红景天苷等有效成分的含量会降低。

（2）种子发芽率低（5%~8%），出苗率、移栽成活率亦低，难以保全苗，根茎易腐烂等。

（3）遇到高温多湿的气候容易徒长，出现根茎比例失调的现象，抗逆性弱，常引起大面积死亡。

（4）栽培的红景天地上部分的生长比原产地过旺，导致利用根茎的生物产量比例降低的问题。

（四）红景天的人工栽培技术

1. 红景天人工育苗

（1）种子处理：将前1年秋季采集的野生种子装入布袋，充分润湿后，用赤霉素溶液处理几分钟，然后立即用流动水冲洗10~20分钟，可大大提高种子发芽率。亦可将种子用一定浓度的高锰酸钾溶液浸泡,或将浸湿的种子置于2~4℃的冰箱处理4周左右,也可提高种子发芽率。

(2)选地、整地:根据其生物学特性要求,红景天栽培地应选择海拔较高、昼夜温差较大、无霜期短的山地或阳光充足、排水良好、土层稍厚、腐殖质较多、土壤中性或偏酸性的缓坡沙质土壤。其中排水良好是红景天播种育苗的必备条件。盐碱地、涝洼地、重黏土地、重茬地不宜栽培,低海拔的平原地区、夏季高温多雨的地区也不宜栽培。春灌后,将选好的地段深翻30~40cm,打碎土块,平整后做成长10~20m,高0.2~0.3m,宽1~1.2m的畦床,作业道宽0.7m。将道沟内的好土全部翻到床面上,搂平。播种前2~3个月,施足基肥,进行土壤消毒。消毒方法:可将农药均匀撒在畦面上,耕入畦内6~10cm的土层中,亦可将农药拌入过筛的腐熟有机肥中,再进行撒施。

(3)育苗、播种:可于春秋两季育苗。春季采用温室育苗,于3月底至4月初播种;秋季可在9月下旬至封冻前播种。红景天种子空瘪或成熟度差的较多,应适当增加播种量,以每平方米2~3g为宜,室外育苗宜秋播,在9月下旬至10月上旬播种。

播种方法:苗床用过筛腐殖土加1/3过筛细沙。播种时先整平床面,用喷壶浇透水,将种子均匀撒于床面上,再覆土2~4mm,床面覆盖塑料薄膜保温保湿。秋季播种,床面可适当多加覆盖物。播种后应加强苗床管理,控制床内温度及保持土表湿润。浇水宜用细孔喷壶，以防冲刷。出苗后要逐渐除去覆盖物，并结合松土除草。幼苗要有充足的光照，并适当施入少量氮肥，以促进生长。

（4）田间管理：幼苗期间杂草生长迅速，应当见草就拔，尽量早拔，以免损伤红景天幼苗。苗高 2~3cm 时应根据出苗多少间除过密的幼苗，移栽至别处。5 月中、下旬（疏苗后）追肥一次，生长后期要结合松土适当向基部培土，促进根系生长。

红景天幼苗期要经常保持床土湿润。土壤缺水时，要及时用细孔喷壶向床面浇水。阳光过强时应及时遮阴。

幼苗出土时，在早晨或傍晚逐次将床面的覆盖物揭掉，中午时要遮盖，以避免强光照射。苗高在 4cm 以上时要增加光照强度，避免幼苗期间的过分遮阴。同时要使幼苗充分通风，以免发生苗期病害。

干旱季节注意防治蚜虫。越冬前要在畦面上盖 3cm 左右的防寒土（最好为腐熟牛粪）以利越冬。每年结合中耕除草追肥 2 次，每次每亩（约 667m^2）施稀人粪尿 1000kg 或尿素 5kg，硫酸钾 5kg。

（5）病虫害防治：在种子消毒的基础上，于 5 月下旬至 6 月上旬每亩用 90% 晶体敌百虫 50g+50% 多菌灵可湿性粉剂 100g 兑水 100kg 喷洒防治蚜虫、蝼蛄、蛴螬和根腐病。以后 20 天左右防治一次。共防治 2~3 次。

（6）种苗采挖移栽：苗生长 1 年后，可进行采挖移栽。

具体采挖时间应在秋季地上部分枯萎以后土壤封冻以前，或翌年春季土壤解冻之后返青之前，秋季采挖移栽效果较好。所采种苗最好随采随移栽，要保持种苗新鲜，长期运输时要注意保湿、保鲜，不失水分。移栽前将种苗用50%多菌灵500~600倍液浸泡20~30分钟进行种苗消毒，减少移栽后的病害发生。种苗按大小、芽苞、健壮情况分级。体型大、芽苞大而饱满且健壮者为优；体型中等、芽苞饱满且健壮者为良；无病、无机械损伤、芽苞饱实者为合格。除此以外均为次品，不提倡使用。

2. 红景天人工栽培步骤

（1）选地、整地：主要选择高原草地土质肥沃疏松、离水源较近的地块，排水良好，土层深厚、含腐殖质多的沙壤土。黏土、盐碱性土、低洼水地不适宜栽培。地选好后，9月中旬开始整地，机耕两遍，整细整平后，开沟作畦，畦宽一般是1.6~1.8m，沟宽33~40cm，沟深约20cm，畦面要挖松耕细，深约10~13cm，并将畦面整成鱼背形。

（2）栽培：选择根茎粗壮、茎节粗大、芽苞饱满、无病、无机械损伤者进行移栽，采用窝栽方式进行。一般在9月下旬至封冻前移栽较好；在春季4月土壤解冻后也可进行移栽，应选择晴天为宜。移栽前将种苗用50%多菌灵500~600倍液浸泡20~30分钟进行种苗消毒，可减少移栽后的病害发生。按株行距为15~20cm，株距8~10cm开沟，将种苗根系舒展开斜放沟内，沟深7~10cm为宜，栽种后，用细土从四周向内培土，盖土厚度以盖过芽顶 2~3cm 为宜。如果秋季移栽，盖土可适当加厚，以利防寒及防治产生冻拔现象。中等大小种苗每平方米 40~50 株，具体株、行距可以根据幼苗大小及移栽土壤肥力情况灵活掌握。

（3）田间管理。

① 补苗：选择阴云天，挖取红景天幼苗进行补苗，补苗时应带土栽植，补后必须灌水，保证成活率。

② 中耕除草：在苗齐后全面松土一次，中耕要注意渐浅。植株封行后停止，可只人工除草不中耕。红景天的地上部分枯黄时进行浅耕，并注意培土准备防冻过冬。

③ 施肥：一般一年两次，第一次，发芽后 15~20 天（6月上旬）；第二次，开花期前后；第三次，第二年 5 月中下旬；第四次，开花期前后；第五、六次追肥同第三、四次，以此类推。

（4）灌溉：生长期内宜湿润，特别在 7~9 月生长旺盛期，需要较多水分，应进行灌溉。如遇干旱天气，应在清晨或傍晚灌水，保持土壤水分。在雨季要注意及时排出积水。9 月份以后不宜再灌水。

（5）病虫害防治：可能的病虫害有根腐病、叶斑病、白粉病、蚜虫、蛴螬、蝼蛄、地老虎。

大花红景天在野生状态下抗病性较强，但人工栽培时易发生根腐病，一旦发生后果比较严重。根腐病发病的典型症状为：地上部分下部叶片先变黄，叶片细小，逐步向上发展至整个植株变黄枯萎；地下部分受害根部深黄褐色，逐渐呈灰白色腐浆状，有腥臭味。一般6~8月雨季病害严重，种植年限越长发病越严重，病株常由侧根先腐烂，延及主根，或在根状茎头及茎基部出现黄褐色病斑，不断扩大蔓延，致使全部腐烂，病株出现叶色不正常，继而地上部分枯萎，全株死亡。剖开病根可见沿维管束组织变黄褐色，后期病根全部呈黑褐色或灰白色稀泥浆状。根和根茎表皮出现褐色斑，最后全部腐烂变成灰红色。

根腐病的主要病原菌为镰孢菌属的尖镰孢菌和霉菌。栽培条件对根腐病也有一定的影响，如果土壤过湿、土温上不去，则不利于红景天的幼苗生长发育；若植株自身抗性低下，也容易感染病害，并且有利于各种病原菌的发生和繁殖。在田间生育不良的根、畸形根、虫伤根、人为造成的伤根均有利于病菌侵入。7~8月份雨多、土壤水分过大，都易诱发该病。在低洼地块，春季土壤温度低，植株根系的细胞渗透压在低温中影响水分通过，会造成细胞原生质被破坏，根系生长缓慢或停止或损失。从总体看，植株根伤口多与雨水多、排水不良地块细菌引起的根腐病发病重。大花红景天在植物生理的特征上主要表现在抗寒、抗旱性强，其薄壁组织中亦出现大量的空隙，细胞中含有较高的糖类、果胶物质等，若土壤中含水量过大，根腐病极易发生。

（6）病虫害防治措施。

① 根腐病：红景天种苗移种前用50%多菌灵可湿性粉剂

800 倍浸根或灌根。或在 6~8 月易发病时，用以下药剂一种或几种交替喷雾或灌根：50% 多菌灵可湿性粉剂 600~1000 倍液、70% 甲基硫菌灵 1000 倍液、扑海因、三唑酮、多抗霉素、农抗 120 或代森锰锌等。发病后，立即拔除病株，集中烧毁，并保持田间排水通畅。

② 叶斑病：6~8 月幼苗生长期，用以下药剂一种或几种交替喷雾或灌根：50% 多菌灵可湿性粉剂 800 倍液，70% 甲基硫菌灵 8600~1200 倍液、扑海因、三唑酮、多抗霉素。发病后，将残株病叶集中烧毁，避免多年连作。

③ 白粉病：4~9 月幼苗生长期，喷雾 72% 农用链霉素 500 倍液，5% 百菌清粉剂 1kg/ 亩，45% 石硫合剂 180 倍液，70% 甲基硫菌灵 8600~1200 倍液或 64% 杀毒矾 800~1200 倍液。发现病株后，要立即拔除，集中烧毁。

④ 蛴螬、蝼蛄：4~9 月，喷雾 90% 晶体敌百虫 1000~1500 倍液，40% 乐果乳剂 800~1200 倍液或 1.8% 阿维菌素乳剂 2000 倍液。发病后，用杀虫灯等物理方法诱杀；少量发生时，采取人工捕杀。

⑤ 蚜虫：4~6 月幼苗生长期，喷雾 40% 乐果乳剂 1200~1700 倍液。发病后，用杀虫灯等物理方法诱杀；少量发生时，采取人工捕杀。

⑥ 地老虎：4~11 月，喷雾 40% 辛硫磷乳油 600~1000 倍液，14% 粒剂撒施根际土层。发病后，用黑光灯诱杀成虫；地上部分枯萎后，清除田间及周围杂草，防止地老虎成虫

产卵。

⑦ 鼠害：主要为中华鼢鼠，俗称"瞎瞎"，除毁掉肉质根茎外，还在畦内钻洞拱起土堆，常将整畦的苗木毁掉。防治时，将拱起土堆的地方用铁锹挖开洞口，放入鼢鼠灵毒饵10~20g，再将洞口填平即可，防治效果达 90% 以上，1 年防治 2~3 次。

（7）采收与加工：红景天因栽培地点的不同、环境条件的不同、管理技术上的差异等原因，同年生的红景天生长状况、根茎的大小、质量也均有不同，所以采收年限也各不相同。采收年限要根据根和根茎的大小、有效成分含量及经济效益大小来确定。

① 根茎的采收：用种子繁殖的植株生长 4 年后采收，用根茎繁殖的植株生长 2 年后采收。秋季是红景天采收的最佳季节，春季也可以采收，但不如秋季采收的有效成分含量高，折干率也低。因为红景天进入休眠期后仍然是个活体，进行着物质能量消耗，春季来临之时，生命活动的物质能量转换加速，在土壤解冻时顶芽已开始萌动，消耗了大量的营养物质，所以不提倡春季采收。夏季是红景天地上部分生长旺盛之季，此时更不能采收。所以最好的采收季节为秋季。采收时以晴天为好，先除去地上部枯萎茎叶，再将地下部分挖出，去掉泥土，用水冲洗干净，在田间稍晒后运回加工干燥。

② 种子的采收：繁殖用的种子于 8 月中旬以后开始成熟，3~4 年生的植株结实多、种子饱满，要随熟随采。当果穗变成

褐色、果皮变干时，将果穗剪下，晾干后用木棒将种子打下，除去果皮及杂质，装入布袋，放在阴凉处通风，干燥后保藏，待用。

（五）红景天的组织培养与快速繁殖

红景天组织培养可以克服野生资源短缺、自然繁殖率低、人工栽培烂根等棘手问题，国内在红景天组织培养再生植株的研究方面已取得了一定进展。刘世强等报道用高山红景天种子作外植体可诱导出具有分化能力的愈伤组织，但以胚轴为外植体诱导的愈伤组织不能分化。秦佳梅等采用高山红景天的叶片作为外植体，接种在 MS 培养基上诱导形成愈伤组织，在 MS 附加 6-BA（2mg/L）和 IAA（0.25mg/L）的培养基上可以分化出大量丛生芽，丛生芽培养于 B_5 附加 IAA（0.5mg/L）的培养基上可诱导生根形成完整植株。泽仁旺姆等报道，以红景天的叶片为外植体，接种到添加 6-BA（2mg/L）和 NAA（0.2mg/L）的 MS 培养基上 3 个月后分化出芽，并发现 1/2MS 附加 IBA（0.3mg/L）为最佳的生根培养基。宴婴才等对云南几个红景天品种的组织培养进行了简要的报道。刘海军等对 4 种珍稀红景天品种云南红景天、大花红景天、库页红景天和长鞭红景天的组织培养进行了系统研究，对芽诱导和生根过程中的激素比例配比进行了细致的考察，建立了快速再生组织培养工艺。尹文兵等报道了以红景天嫩叶和幼茎为材料研究其不同外植体的离体培养试验。组织培养与快速繁殖的主要环节可概括为下面 4 个方面。

1. 培养基的配制（以 MS 为基本培养基）

（1）愈伤组织诱导培养基：MS+6-BA2.0mg/L+NAA0.2mg/L，MS+6-BA3.0mg/L+NAA0.3mg/L。

（2）生芽诱导培养基：MS+6-BA2.0mg/L+IAA0.25mg/L。

（3）生根培养基：MS+IAA1mg/L。

以上培养基均添加 3% 蔗糖、0.8% 琼脂，pH5.8。培养温度 24~26℃；愈伤组织诱导在黑暗中进行，芽诱导和生根时光照 10~12 小时 / 天，光照强度 1500~2000lx。

2. 外植体的处理与愈伤组织的诱导

选取幼嫩的茎、叶，用洗衣粉漂洗 5 分钟，流动水冲洗 10 分钟，在超净工作台上，先用 70% 的乙醇浸泡 30 秒，再用 0.1% 的 $HgCl_2$ 浸泡 2~3 分钟，用无菌水冲洗 3~5 次，然后用无菌滤纸将外植体表面的水吸干。将其切成大小相近的小块（约 1cm 的茎段，5mm×5mm 的叶片），然后接种到加有不同浓度配比生长调节剂的培养基（1）上。7 天左右叶片和幼茎开始膨大，15 天左右诱导出愈伤组织。3~4 周继代 1 次。用幼叶作为外植体诱导愈伤组织的诱导率可达到 92%，而幼茎作为外植体的诱导率只有 20%，因此幼叶是诱导愈伤组织较为理想的外植体。

3. 生芽诱导与增殖

将继代 3~4 次的愈伤组织转至培养基（2）上，10 天后愈伤组织体积显著增大，同时出现许多绿色芽点，此时可以反复切割、继代愈伤组织进行扩大培养。2 次继代后便可诱导出丛生芽，部分产生白色不定根。以30天为1个生长周期，每100ml三角瓶愈伤组织产生不定芽增指数达5倍以上。待芽生长至2~3cm时，将其成簇地分离，继续继代扩繁培养。当幼苗长至4~7cm时，将苗分成单株培养，约3~4周继代1次，可进行生根培养。

4. 生根培养及移栽

将长至5cm以上的单株幼苗转至培养基（3）上进行生根培养。培养过程中需要不断观察，如发现苗的基部出现褐化，应及时继代转移到新培养基上。20天左右便可长出约3cm微红色的根，平均每株生根6条。根长至5cm时揭盖，相同环境下炼苗5~7天，取出后洗去根上的琼脂，移栽至事先准备好的已灭菌的基质（腐叶土：新黄土=2：1）中，浇透定根水，以后注意遮阴、保温和定时通风透气。等小苗长出新根或新叶，即可完全去除遮阴保湿膜，小苗成活率可达90%左右。

目前，对不同种红景天的快速繁殖已有很多报道，但是通过组织培养技术进行红景天工厂化生产尚需要解决很多问题，下面是几个比较关键的环节。

（1）针对每一种红景天详细筛选适合芽分化和根生长的激素配比，对再生过程中的每一个环节进行深入的研究。

（2）植物组培苗的移栽一直是一个比较棘手的问题，红景天组培苗的移栽更是这样，所以必须重视这个环节，可以通过一些化学试剂，如用稀土等进行处理来提高组培苗的成活率。

（3）红景天属于高山植物，在低海拔区生长时，其生长状态会受到一定的影响，最直接的表现是生长速度有可能减慢，而且红景天苷等有效成分的含量会发生变化。目前，在这方面的研究工作还很少，很大程度上阻碍了红景天工厂化生产的进程。

这几个关键性问题的解决，不仅能为红景天这一重要的药用植物规模化生产提供可行的基础，还能为其他珍稀濒危药用植物的开发和可持续生产提供很好的借鉴。

（六）红景天的细胞培养

利用植物细胞培养技术筛选出既能快速生长又能产生红景天有效生物活性成分的愈伤组织、细胞系来大规模生产药用成分，也是解决红景天供不应求的有效方法之一。国内正在进行高山红景天细胞大规模培养的研究，以大连理工大学最为成熟。他们系统地研究了高山红景天细胞悬浮培养的动力学规律及过程调控。研究发现，红景天苷合成与细胞生长偶联；在高山红景天细胞悬浮培养过程中，3mg/L 6-BA+0.3mg/L NAA、60mmol/L 氮源、0.5~0.25mmol/L KH$_2$PO$_4$ 和 200mg/L 蛋白胨较适合于细胞生长和红景天苷的积累；通过降低培养基 pH 值能有效地诱导培养基细胞中红景天苷的细胞释放，将诱导释放过的细胞组织转入新鲜的生产培养基中，细胞仍然具有合成红景天苷的能力。李伟等在红景天属植物的研究及应用中，建立了细胞悬浮生长和营养成分摄取动力学及其计量关系，研究了致密愈伤组织颗粒内氧传递特性与细胞活性的关系，建立了高山红景天致密愈伤组织颗粒悬浮培养结构化动力学模型；此外，还探索了红景天苷生物合成的可能途经，认为苷元酪醇是经由莽草酸途经合成的，在此基础上又研究了前体及真菌诱导物的加入对红景天生物合成的调控作用。通过两种调控机制组合运用，最终使得培养细胞中红景天苷含量达到 1.7%，已大大超过野生植株的含量。还进行了气升式反应器培养高山红景天愈伤组织颗粒的动力学与氧传递特性研究，最终在气升式反应器中实现了大规模培养，这都为高山红景天资源的开发和利用开辟了新的有效途径。

（七）其他生物工程的途径

通过组织和细胞培养的方法能使红景天苷产量大幅度得到提高，但成本的提高使其商业应用价值受到了限制。因此，一方面在生物工程技术领域里要借鉴人参、紫杉醇等药用植物在生物技术上的方法，如通过建立毛状根培养系统、进行冠瘿组织共培养等途经生产红景天的有效活性成分。另一方面要对红景天主要有效活性成分的代谢途经进行探索，利用分子生物学方法尽快找出功能基因，或功能基因族及相关基因和次生代谢酶基因，进行基因的克隆和表达，就可能在实验室内研制和生产其基因药物；或通过代谢工程克隆表达植物次生代谢酶基因，按其次生代谢途经合成预防和治疗作用的小分子化合物，最终实现红景天产品生产的现代化。

（八）我国红景天种植的现状

由于野生红景天多分布于高海拔的流石滩地带，在自然界分布较窄，生长缓慢，总量有限，且生长环境恶劣，自然更新能力低，再加上近年来大量采挖，使其资源遭到严重破坏，处于濒危状态，现在大部分红景天品种已成为国家保护（Ⅱ级）品种。为了缓解市场对红景天需求量大的压力，多地已开展了红景天人工种植与栽培工作。目前资料表明，红景天的大面积栽培仍处于试验期，而且栽培成功的品种较少，尚未形成规模种植。

1. 大花红景天的人工种植情况

大花红景天为《中国药典》收载品种，其临床应用较多，市场需求量大。近年来西藏、四川等地已经开始对大花红景天进行人工驯化栽培。四川省草原科学研究院在红原县郊区建有大花红景天人工栽培种植基地。西藏也有制药企业在西藏林芝开展了大花红景天的人工种植试验（图2-8～图2-14），该基地育苗几万株，主要供企业自用，还有一部分正处于试验阶段。另外，国内一些化妆品企业也进行了尝试种植，迄今，已有六万余株红景天幼苗被移栽进了位于西藏山南市桑日县洛村的红景天基地。川西北草地产业化治沙试验示范基地，种苗移栽种植大花红景天28万株，在贫瘠的沙化土地上，成活率达到了40%~50%。

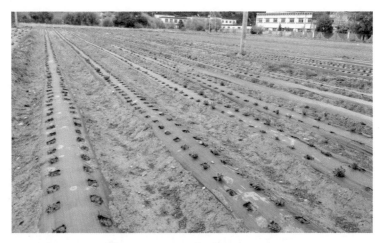

图 2-8 大花红景天种植环境（1）

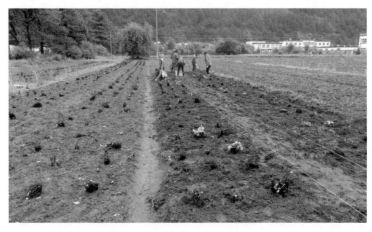

图 2-9 大花红景天种植环境（2）

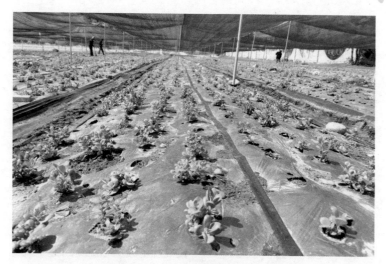

图 2-10　大花红景天种植大棚

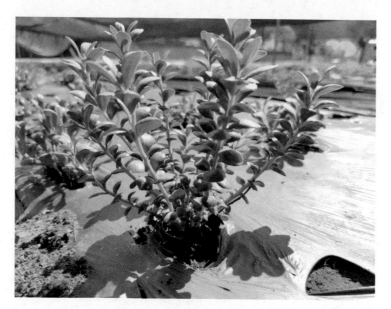

图 2-11　种植大花红景天（1）

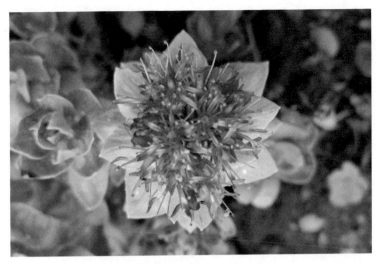

图 2-12 种植大花红景天（2）

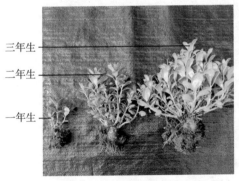

三年生

二年生

一年生

图 2-13 不同生长年份的种植
大花红景天

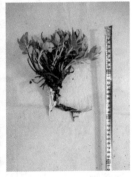

图 2-14 刚采挖的种植
红景天

2. 狭叶红景天的人工种植情况

成都中医药大学洪道鑫等通过走访与野外样方相结合的
调查方法以及蕴藏量估算法对四川、青海、甘肃和云南 4 个省 16 个县的狭叶红景天野生资源进行了调查。结果表明，狭叶红景天野生资源量在四川省和青海省最大，甘肃省和云南省野生资源量最少。同时早有报道狭叶红景天的栽培研究及栽培生产，四川省草原科学研究院在四川省甘孜州道孚县八美镇和阿坝州红原县有栽培试验地，研究院前期通过大量野外采集工作，最后将红景天移栽在四川省草原科学研究院实验基地，建立了狭叶红景天种质资源圃。狭叶红景天对生态环境适应能力较强，与大花红景天相比更容易繁殖。四川省草原科学研究院在四川省阿坝藏族羌族自治州红原县建有防沙治沙示范基地，狭叶红景天与沙棘均被用作防沙治沙的植物，可见狭叶红景天不仅具有药用价值和经济价值，同时也具有一定的生态价值，可以为保护脆弱的青藏高原生态环境提供一定的依据。

3. 高山红景天的人工种植情况

高山红景天又名库页红景天或长白山红景天，主要分布于吉林省长白山区及黑龙江省张广才岭东南部的部分高山地带。20 世纪 70 年代苏联就开始进行引种栽培，并在阿尔泰山区人工栽培取得成功。我国东北地区对高山红景天进行了生物学特性观察及引种栽培研究，结果表明，红景天可以用种子和根茎进行繁殖，幼苗期喜湿润，忌强光照射；在岳桦林内的高山红景天要比高山苔原带的生长得好。1986 年，吉林省临江林业局、沈阳药学院等单位对高山红景天引种成功，现已在临江、通化、长白山县等地进行大面积栽培。

第二节
红景天的加工与炮制

一、如何从"农作物"成为药材

（一）红景天的初加工

红景天以根和根茎入药，秋季时植物的地上部分枯萎，是红景天的最佳采收季节。秋季将红景天挖割去除枯萎茎叶后，将根茎挖出，除去泥土、粗皮等，冲洗干净，切成片，60℃快速烘干或晒干；亦可将净药材蒸制10分钟后晒干或烘干，将根茎分类理顺，顶部对齐，捆成小把，置于阴凉、干燥处保存。

中药材产地初加工

中药材产地初加工是指对采收的药材在产地进行的初步加工处理过程，主要目的是去除非药用部位，清洗、干燥等，是防止霉变虫蛀、便于储存运输、保障中药材质量的重要手段。

（二）红景天的干燥方法

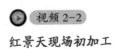
视频 2-2

红景天现场初加工

红景天的根和根茎肉质较厚，因此及时干燥非常必要。

（1）自然阴干法：将切制好的红景天以不超过1.5cm的厚度平铺于竹席上，晾晒至药物干燥即可。干燥时间冬天18~22小时；夏天10~12小时。

（2）设备干燥法：按网带式干燥机标准操作规程进行操作，将本品以不超过2cm的厚度铺于传送带上，打开开关，调至适当的温度和转速，烘至药物干燥即可。

二、红景天炮制方法

红景天必须经过炮制以后才能用于临床。红景天的炮制方式较为简单，有红景天片和红景天粉2种，大部分省区炮制规范为红景天片，云南省中药材标准收载了红景天粉（表2-1）。

（一）红景天片

红景天片加工方法的不同，形成的饮片形状也有较大差异，目前主要有2种方式：一是趁鲜切片，干燥；二是取药材，洗净，润透，切片，干燥。（图2-15、图2-16）

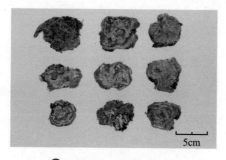

5cm

图2-15 红景天片（横切）

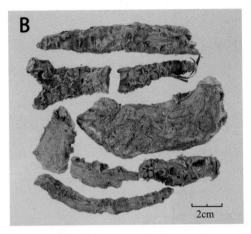

图2-16 红景天片（纵切）

中药炮制

中药炮制是依照中医药理论和患者治疗需求，以及中药材自身特点，对原药材进行净制、切制和炮炙等一系列处理的过程。

（二）红景天粉

取红景天饮片粉碎，即得。

表2-1 红景天饮片质量标准

品名	炮制	规格	收载标准
红景天（片）	净制／切制	饮片	《中国药典》2020年版一部
红景天（片）	净制／切制	饮片	《江西省中药饮片炮制规范》2008年版

续表

品名	炮制	规格	收载标准
红景天（片）	净制／闷润／切制	饮片	《北京市中药饮片炮制规范》2008 年版
红景天（片）	净制／切制	饮片	《山西中药炮制规范》1984 年版
红景天（片）	净制／切制	饮片	《上海市中药饮片炮制规范》2008 年版
红景天（片）	净制／切制	饮片	《安徽省中药饮片炮制规范》2005 年版
红景天（片）	净制／切制	饮片	《河南省中药饮片炮制规范》2005 年版
红景天（片）	净制／切制	饮片	《湖北省中药饮片炮制规范》2009 年版
红景天（片）	净制／切制	饮片	《湖南省中药饮片炮制规范》2010 年版
红景天（片）	净制／切制	饮片	《重庆市中药饮片炮制规范及标准》2006 年版
红景天（片）	净制／切制	饮片	《四川省中药饮片炮制规范》2002 年版
红景天（片）	净制／切制	饮片	《青海省藏药炮制规范》2010 年版
红景天（粉）	粉碎	饮片	《云南省食品药品监督管理局标准》云 YPBZ~0209~20140

炮制工艺是我国中医药宝库的重要组成部分，饮片入药、生熟异治是中医用药的特色和优势所在。最近几十年红景天重新被发现并被广泛使用，目前《中国药典》2020 年版一部及多省市药材炮制规范中收载的红景天炮制方法均较为简单，

多数为净制、切片，仅云南省中药材标准中收载了"红景天粉"，而更多具有潜力、更具临床实际意义及良好市场前景的新型炮制技术有待进一步挖掘。因此，在中医药学理论指导下，利用现代知识技术对红景天炮制原理进行深入研究，推动其炮制理论的发展，并提高红景天的临床使用价值，显得尤为重要。

三、红景天深加工

红景天深加工主要任务和方向为将其突出的抗疲劳、促进睡眠、提高机体免疫力、延缓衰老四大临床药理作用开发出来，同时充分利用先进的提取分离手段，将红景天具有较高应用价值的成分提取并精制为相应产品。

红景天深加工技术主要包括以下内容。

（1）红景天苷类的合成方法：以 1- 糖亚胺酯和取代的苯乙醇为原料，在三氟化硼乙醚、三氟甲磺酸、三氟甲磺酸三甲基硅酯或高氯酸等路易斯酸的催化下，生成多取代的红景天苷类化合物，再在碱金属的氢氧化物、碳酸盐或甲醇盐的作用下，生成红景天苷类化合物。

（2）红景天苷的提取工艺：将红景天根茎粉碎，用 4~20 倍的亲水性有机溶剂在 60~110℃下粗提 4~18 小时，过滤，滤液经浓缩、烘干得粗提产物；将粗提产物用 4~20 倍的亲脂性有机溶剂在 20~120℃下溶解 1~8 小时，过滤，滤液浓缩，烘干，得到红景天苷中间体；将红景天苷中间体溶于 4~10

倍的有机溶剂中，于 65~80℃下经层析柱过滤；滤液中加 0.1%~0.3% 的活性炭在 85~100℃下进行精制，趁热过滤，浓缩滤液，析出结晶，过滤得精制产品。

我国红景天资源丰富，采用合理的方法进行提取、加工，有效应用其活性成分，规模化生产有营养、保健、调节生理功能作用的红景天制品具有广阔的市场前景。目前，国内外已开发了以红景天为主要原料的保健食品、药品、系列化妆品等，并在批量生产。

（一）药物方面

制备红景天提取物，然后以它为主料，加入辅料，可制成不同剂型的药品。红景天提取物的制备：取红景天洗净、粉碎、晾晒，加入 6 倍量的 70% 乙醇溶液，浸泡过夜，加热回流 1 小时，趁热过滤；其药渣先后 2 次加入 10 倍量的 70% 乙醇加热回流 1 小时，趁热过滤；将上述 3 次取得的醇液合并，再经减压蒸馏、真空干燥便得红景天提取物。

不同剂型产品的制造：① 胶囊剂：取红景天提取物 280mg，粉碎过筛后按规定量填充胶囊即可。② 片剂：取红景天提取物 300mg，淀粉 100mg，硬脂酸镁 8mg，混合均匀，制成颗粒后压片即得。③ 口服糖浆剂：取红景天提取物 300mg，蔗糖 200mg，50% 乙醇溶液 1ml，柠檬酸 5mg，苯甲酸钠 3mg，将上述组分加水调至所需量，混匀后装瓶即可。④ 颗粒剂：取红景天提取物 300mg，蔗糖 500mg，橘子香精 100mg，食用色素适量，混合后制成颗粒包装即可。

（二）保健食品方面

近年已成功开发出一系列供大众享用的红景天保健食品，如方便即食的红景天面包、红景天面条、红景天保健酒、红景天保健饮料、红景天袋泡茶等。这些保健食品不仅可作为旅游（特别是登山、长途旅行）、休闲及日常保健之用，以消除疲劳、抵抗缺氧、增强活力，还可适用于特殊人群的营养保健需求。

（1）红景天酒：一般红景天酒的生产工艺为原料→分选→调配（红景天浓汁、蜂蜜、糖、酸、果葡糖浆）→匀质→发酵→分离→陈酿→过滤→罐装封盖→杀菌→检验→贴标→成品。

（2）红景天饮料：将红景天全草煮汁，提取汁液后直接添加糖、酸等辅料制成保健饮料；或采用红景天提取液、白砂糖、抗坏血酸、柠檬酸、焦糖色素、香精等优化配方，用明胶沉降法去除饮料中存在的大量鞣质，然后以硅胶土为助滤剂或 β- 环糊精包埋，改进产品品质，得到澄清透明、无苦涩味、外观及口味较好的调配型保健饮料。将红景天浸提液（或与其他果汁、蔬菜汁、茶汤的混合液）采用 β- 环糊精包埋，再加蔗糖、柠檬酸等进行调配，喷雾干燥后可得到红景天固体饮料制品，如红景天速溶保健茶、红景天固体饮料等。

（3）红景天焙烤类食品：将提取红景天的有效成分应用于面包生产中，可赋予产品特有的植物清香味，且可在一定程度上增加面包的持水性，保持鲜度，延缓老化。面包中含红景天功能因子，使得面包成为新型的功能食品，适合脑力劳动者、重体力劳动者、运动员、飞行员，及在高原、深海、沙漠、微波辐射等特殊恶劣环境下工作的人员食用。

（三）化妆品方面

红景天能通过对酪氨酸酶的抑制，限制酪氨酸向黑色素的转化，从而达到阻止色素沉积的目的，所以可以将红景天以适当浓度配比加入功能性化妆品中，作为美白、祛斑、抑制黑色素生成的活性添加剂。如使用由红景天提取物、人参等植物组成的天然防晒成分，代替化学合成防晒剂等。以库页红景天提取物为原料研制的洗面奶、面霜、面膜等基础护肤品也已投放市场。

第三节
如何鉴别红景天的优劣

红景天的鉴别方法主要有性状鉴别法、显微鉴别法和理化分析法。这三种方法各有优势，相互补充，可从不同的方面对红景天进行质量控制。

一、历版《中国药典》收载情况

《中华人民共和国药典》（简称《中国药典》）1977年版开始收载了红景天，藏文名"尕都尔"，为景天科植物大株红景天 *Rhodiola kirilowii*（Regel）Regel 或唐古特红景天 *Rhodiola algida*（Ledeb.）Fu var.tangutica（Maxim.）Fu 的干燥根和根茎。在之后的1985年版、1990年版、1995年版、2000年版药典中，红景天仅收载于一部附录，药材的原植物来源也是延续了1977年版的部分规定：为大株红景天等的根及根茎。2005年版、2010年版、2015年版、2020年版在一部正文收载了红景天，为景天科大花红景天 *Rhodiola crenulata*（Hook. f. et Thoms.）H.Ohba 的干燥根和根茎。

红景天最早收载于《中国药典》1977年版正文，标准中仅有性状项；后在《中国药典》1985年版到《中国药典》2000年版中，红景天被列在附录项，明确了其药材基原；至

《中国药典》2005 年版，红景天被收入正文，标准中增加了显微鉴别、薄层色谱鉴别、水分、总灰分和酸不溶性灰分、浸出物、含量测定等项目，质量控制水平有了明显提升。《中国药典》2010 年版到 2020 年版中，红景天质量标准变化不大，仅个别项目内容有修订。（表 2-2）

表 2-2　历版《中国药典》收载红景天质量标准情况

	来源	鉴别	检查	含量	饮片
1977 年版	景天科植物大株红景天 *Rhodiola kirilowii*（*Regel.*）*Regel* 或唐古特红景天 *Rhodiola algida*（Ledeb.）Fu *var. Tangutica*（Maxim.）Fu	无	无	无	（红景天）切片
2005 年版	景天科植物大花红景天 *Rhodiola crenulata*（Hook .f.et Thoms.）H.Ohba	（1）显微鉴别（2）薄层鉴别（红景天苷）	水分、总灰分、酸不溶性灰分、浸出物	高效液相色谱法（红景天苷）	（红景天）切片
2005 年版增补本	景天科植物大花红景天 *Rhodiola crenulata*（Hook.f.et Thoms.）H.Ohba	（1）显微鉴别（修订）（2）薄层鉴别（红景天苷）	水分、总灰分、酸不溶性灰分、浸出物	高效液相色谱法（红景天苷）	（红景天）切片
2010 年版	景天科植物大花红景天 *Rhodiola crenulata*（Hook.f.et Thoms.）H.Ohba	（1）显微鉴别（2）薄层鉴别（红景天苷）	水分、总灰分、酸不溶性灰分、浸出物	高效液相色谱法（红景天苷）	（红景天）切片

续表

	来源	鉴别	检查	含量	饮片
2015年版	景天科植物大花红景天 Rhodiola crenulata（Hook.f.et Thoms.）H.Ohba	（1）显微鉴别（2）薄层鉴别（红景天苷）	水分、总灰分、酸不溶性灰分、浸出物	高效液相色谱法（红景天苷）	（红景天）切片
2020年版	景天科植物大花红景天 Rhodiola crenulata（Hook.f.et Thoms.）H.Ohba	（1）显微鉴别（2）薄层鉴别（红景天苷）	水分、总灰分、酸不溶性灰分、浸出物	高效液相色谱法（红景天苷）	（红景天）切片

二、红景天质量鉴别方法

（一）性状鉴别法——直观的质量控制方法

性状鉴别法是凭借人的感官去鉴别红景天的质量，内容涉及以下7个方面，分别为：性状、大小、色泽、表面、断面、质地、气味。红景天药材和红景天饮片可以通过该方法辨别质量。红景天以根和根茎粗壮、断面颜色鲜艳、玫瑰香气浓郁者为质量最佳。（图2-17~图2-20）

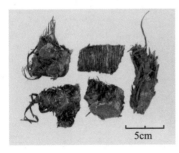

图2-17 红景天药材（1）

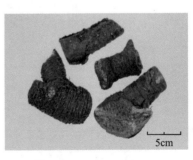

图2-18 红景天药材（2）

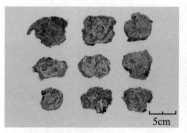

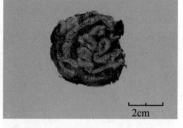

图 2-19　红景天饮片（1）　　图 2-20　红景天饮片（2）

视频 2-3

红景天的鉴别

（二）显微鉴别法——微观的质量控制方法

显微鉴别法是借助显微镜，通过对红景天的切片、粉末、细胞、淀粉粒、导管等特征进行鉴别的一种方法，对于大花红景天及其近缘品种的鉴定具有得天独厚的优势。

大花红景天根横切面特征：木栓层 5~8 列细胞，栓内层细胞椭圆形、类圆形。中柱占极大部分，有多数维管束排列成 2~4 轮环，外轮维管束较大，为外韧型；内侧 2~3 轮维管束渐小，为周木型（图 2-21）。

大花红景天根茎横切面特征：老根茎有 2~3 条木栓层带，嫩根茎无木栓层带。木栓层为数列细胞，栓内层不明显。皮层窄。中柱维管束为大型的周韧型维管束，放射状环列；维管束中内侧和外侧的维管组织发达呈对列状，中间为薄壁组织，韧皮部和木质部近等长，被次生射线分隔成细长条形，形成层明显。髓部宽广，由薄壁细胞组成，散生周韧型的髓部维管束。薄壁细胞含有棕色的分泌物（图 2-22）。

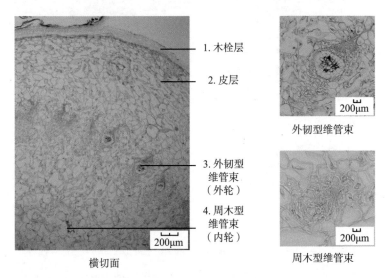

1. 木栓层

2. 皮层

外韧型维管束

3. 外韧型维管束（外轮）

4. 周木型维管束（内轮）

横切面

周木型维管束

图 2-21　大花红景天根横切面

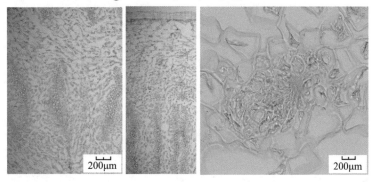

图 2-22　大花红景天根茎横切面

　大花红景天粉末中含大量的草酸钙方晶，且草酸钙方晶存在于薄壁细胞中；淀粉粒较少，多为单粒，类圆形，脐点和层纹多不明显；导管以螺纹导管为主；木栓细胞表面观多为长方形或多角形（图 2-23~图 2-30）。

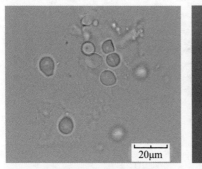

图 2-23　淀粉粒（较少，常单个散在）

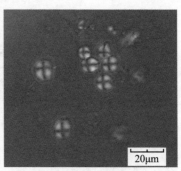

图 2-24　淀粉粒（偏光）

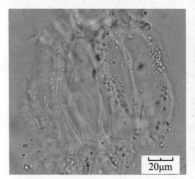

图 2-25　薄壁细胞中含草酸钙方晶

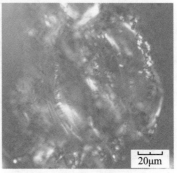

图 2-26　薄壁细胞中含草酸钙方晶（偏光）

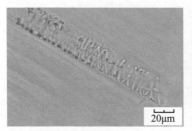

图 2-27　螺纹导管（1）

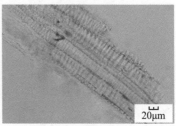

图 2-28　螺纹导管（2）

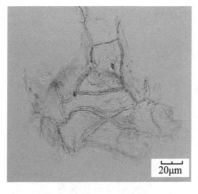 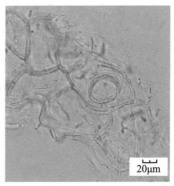

图2-29　木栓细胞（1）　　　图2-30　木栓细胞（2）

（三）理化分析法——现代化的质量控制方法

理化分析法是借助现代仪器设备，如薄层色谱扫描仪、高效液相色谱仪等，对红景天中主要化学成分进行鉴别、含量测定或有毒有害物质的检测。特别对于含红景天的中成药，如连花清瘟胶囊、心脑欣胶囊、利舒康胶囊、双红活血胶囊、四味雪莲花颗粒、景天祛斑胶囊、景天虫草含片等，理化分析法更为重要。

1. 红景天的化学成分

红景天中的主要成分包括醇及其苷类、酚及其苷类、黄酮类、萜类、香豆素、内酯、氨基酸、挥发油类和无机成分等。

（1）醇及其苷类：酪醇及其苷（红景天苷）；肉桂醇及其苷，包括 Rhodiosin（酪生）、Rosavin（洛塞维）、Rosarin（洛塞琳）；烯醇苷类。

（2）酚及其苷类：包括没食子酸、没食子酸乙酯、焦性没食子酸和鞣花酸等。

（3）黄酮类：包括槲皮素、山奈酚、山奈酚 –7–O–α–L–鼠李糖苷，花色素、红景天欧素、红景天宁、大花红景天苷、大花红景天素、红景天灵、红景天尼定、红景天精、小麦黄素、小麦黄素 –5–O–β–D– 葡萄糖苷、小麦黄素 –7–O–β–D– 葡萄糖苷。

（4）萜类：包括乙酰蒲公英萜醇和异莫替醇等。

（5）香豆素：包括香豆精、7– 羟基香豆素、莨菪亭和岩白菜素等。

（6）内酯：主要包括红景天内酯。

（7）氨基酸和无机元素：含有谷氨酸、色氨酸、精氨酸、苯丙氨酸和亮氨酸等十几种氨基酸，与 K、Ca、Na、Mg、Fe、Cu、Zn、Se、Cr、Ge、Po 和 As 等无机元素。

（8）挥发油类：主要包括肉桂醇及一些不饱和有机物。

另外，红景天中还含有二苯基甲基六氢吡啶、百脉根苷和红景天多糖等。

2. 红景天质量控制方法研究

由于中国红景天属植物的种类较多，红景天的商品药材来源较为复杂，如大花红景天、狭叶红景天、唐古特红景天、长鞭红景天、蔷薇红景天、圣地红景天等，有的性状与《中国药典》收载的大花红景天很相似。大花红景天为野生资源，少有种植，疗效显著，价格昂贵。市场上常见红景天属不同种的植物根及根茎混用的现象，采用现代的质量控制方法可将几种红景天加以区分，以保证药品质量（图2-31~图2-37）。

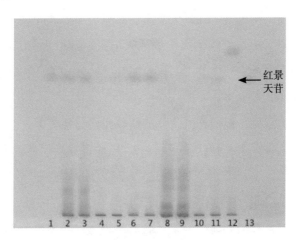

图 2-31　红景天薄层鉴别色谱图

1、13：红景天苷对照品；2、3：大花红景天药材；4、5：狭叶红景天药材；6、7：唐古特红景天药材；8、9：小花红景天药材；10、11：高山红景天；12：岩白菜

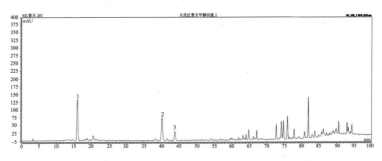

图 2-32　大花红景天 HPLC 色谱图

峰1：没食子酸；峰2：酪醇；峰3：红景天苷

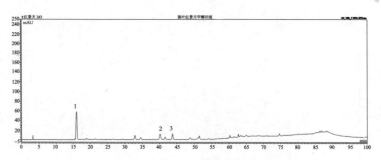

图 2-33　狭叶红景天 HPLC 色谱图
峰 1：没食子酸；峰 2：酪醇；峰 3：红景天苷

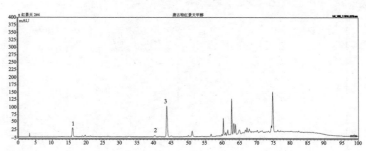

图 2-34　唐古特红景天 HPLC 色谱图
峰 1：没食子酸；峰 2：酪醇；峰 3：红景天苷

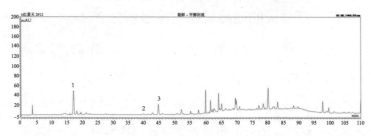

图 2-35　高山红景天 HPLC 色谱图
峰 1：没食子酸；峰 2：酪醇；峰 3：红景天苷

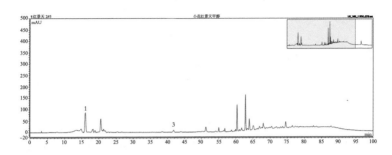

图 2-36 长鞭红景天 HPLC 色谱图

峰 1：没食子酸；峰 2：酪醇；峰 3：红景天苷

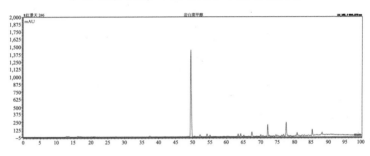

图 2-37 岩白菜 HPLC 色谱图

三、红景天的商品规格与等级划分

《中国药典》规定红景天的采收加工为：秋季花茎凋枯后采挖，除去粗皮，洗净，晒干，红景天药用部位为根和根茎。当前药材市场红景天分为去粗皮和去皮 2 种情况，有根和根茎混合、根和根茎两个药用部位分开销售的情况。市场上存在较多的为切制的红景天厚片。

商品规格和等级是市场上中药材定价的重要依据，也是评价中药材品质的外在标志，可作为衡量和评价药材质量优

劣的标准。根据《中国药典》和各省地方标准，以及中华中
医药学会《中药材商品规格等级标准汇编》的收载情况，红
景天药材可划分为"选货"和"统货"2 个等级，主要以根茎
大小作为指标（表 2-3、图 2-38、图 2-39）。

表 2-3　红景天商品规格等级

等级	性状描述
选货	根茎呈圆柱形，粗短，略弯曲，少数有分枝，长 5~20cm，直径 ≥ 3.5cm。表面棕色或褐色，粗糙有褶皱，剥开外表皮有一层黄色膜质表皮且具粉红色花纹。主根呈圆柱形，粗短；断面橙红色或紫红色，有时具裂隙。气芳香，味微苦涩，后甜
统货	根茎呈圆柱形，粗短，略弯曲，少数有分枝，长 5~20cm，直径 2.9~4.5cm。表面棕色或褐色，粗糙有褶皱，剥开外表皮有一层黄色膜质表皮且具粉红色花纹。主根呈圆柱形，粗短；断面橙红色或紫红色，有时具裂隙。气芳香，味微苦涩，后甜

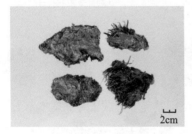

2cm

图 2-38　红景天选货

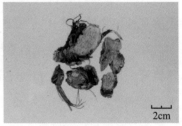

2cm

图 2-39　红景天统货

第四节
此"红景天"非彼"红景天"

一、红景天混淆品种介绍

2020 年版《中国药典》规定红景天为景天科植物大花红景天 *Rhodiola crenulata*（Hook.f.et Thoms.）H.Ohba 的干燥根和根茎。大花红景天的混淆品种主要来源于藏药中常用的红景天同属其他品种。

红景天主要分布在西藏、四川、云南、青海等地的高寒地区，为藏医常用药材，藏医从历史上就一直存在使用红景天属多种植物的临床用药习惯。

红景天属植物藏文名有索罗玛布、参玛、米旺洛娃、洛门其兔等。其中"索罗玛布"记载于《四部医典》、"参玛"记载于《蓝琉璃》、"米旺洛娃"和"洛门其兔"记载于《晶珠本草》，这几部藏医古籍中对红景天的记载为红景天属的多种植物。

根据各地藏医临床用药习惯，《中华藏本草》在"索罗玛保"项下收载了 6 种红景天属植物，《藏药志》在"索罗玛保"项下收载了 7 种红景天属植物。索罗玛布均为景天科植物，其中大花红景天、狭叶红景天、唐古特红景天、圣地红景天、圆丛红景天、长鞭红景天、岩白菜等 7 种至今仍为藏医常用。

在我国藏区的各省份，除小花红景天外，其他品种的红景天多被收载于各地药材标准中作为地方药材使用。

二、药典品种与混淆品种的性状特征

（一）狭叶红景天

狭叶红景天（藏文名叫"力嘎都"或"尕都尔"）为藏族常用药，藏医药经典著作《月王药诊》《四部医典》《晶珠本草》中均有记载，青海、甘肃、四川藏区等地区使用较多。

1. 标准收录

狭叶红景天收载于《四川省藏药材标准》《甘肃省中药材标准》和《甘肃省中药炮制规范》，甘肃省地方标准中狭叶红景天的来源有 3 个（表 2-4）。

表 2-4　狭叶红景天的标准收载情况

药材名称	收载标准	来源	性状描述
狭叶红景天	《四川省藏药材标准》2014 年版	景天科植物狭叶红景天 *Rhodiola kirilowii*（Regel）Maxim.	本品根茎粗壮，呈不规则的圆块状或圆柱形。表面黑褐色，凹凸不平，具残留茎基痕和棕红色膜质鳞叶，木栓层易剥落。质硬，断面棕红色。根细长，表面黑褐色。质脆，断面棕红色，根皮易鳞片状脱落。气微，味苦、涩
狭叶红景天	《甘肃省中药材标准》2009 年版	景天科植物狭叶红景天 *Rhodiola kirilowii*（Regel）Maxim.、四裂红景天 *Rhodiola quadrifida*（Pall.）	本品根呈类圆形或不规则形的圆柱状，多分枝；表面红棕色或棕褐色，栓皮脱落处淡黄褐色或褐色，具纵沟纹和众多疣状突起的须根痕

药材名称	收载标准	来 源	性状描述
		Fisch. et Mey. 或小丛红景天 *Rhodiola dumulosa* （Franch.）S.H.Fu	根茎膨大，残留凹凸不平的茎基痕，具膜质鳞叶，节间不规则；断面呈红棕色或紫红色；体轻，疏松。气清香，味涩、微苦
狭叶红景天（饮片）	《甘肃省中药炮制规范》2009年版	景天科植物狭叶红景天 *Rhodiola kirilowii*（Regel）Maxim.、四裂红景天 *Rhodiola quadrifida*（Pall.）Fisch. et Mey. 或小丛红景天 *Rhodiola dumulosa*（Franch.）S.H.Fu	本品呈不规则厚片。表面暗棕色至棕褐色，残留栓皮，偶有侧根痕。切面红棕色或紫红色。质脆。气微，味苦涩

2. 性状特征

［形状］狭叶红景天药材根茎粗壮，呈不规则的圆块状或圆柱形。根细长（图 2-40、图 2-41）。

［大小］根茎粗壮。根细长，长 10~30cm，直径 0.3~1.0cm。

［表面］表面黑褐色，凹凸不平，具残留茎基痕和棕红色膜质鳞叶，木栓层易剥落。

［质地］质硬，不易折断。

［断面］断面棕红色。

［气味］气微，味苦、涩。

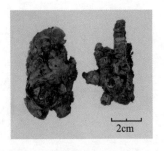 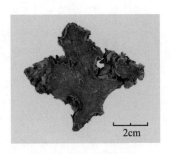

图 2-40 狭叶红景天药材性状 **图 2-41 狭叶红景天药材断面**

（二）唐古特红景天

唐古特红景天（藏文名叫"索罗玛布"），是最早收入 1977 年版中国药典的品种之一，主要分布在四川西部、甘肃、青海等地，其红景天苷含量较高。

1. 标准收录

唐古特红景天收载于六省区《藏药标准》1978 年版和《青海省藏药炮制规范》2010 年版（表 2-5）。

表 2-5 唐古特红景天的标准收载情况

药材名称	收藏标准	来源	性状描述
红景天	六省区《藏药标准》1978 年版	景天科植物大株红景天 *Rhodiola kirilowii* （Regel.）Regel 或唐古特红景天 *Rhodiola algida* （Ledeb.）Fu *var. Tangutica* （Maxim.）Fu	本品略呈圆锥形，多有分枝；表面红棕色或棕色，具不规则的纵沟纹。根茎膨大，具残留茎基，表面凹凸不平；质硬，断面可见筋脉纹。根表面较光滑，具须根痕；质脆，易折断，断面不整齐，淡红色，粉性。气微，味苦、涩

续表

药材名称	收藏标准	来源	性状描述
红景天（饮片）	《青海省藏药炮制规范》2010年版	景天科植物大花红景天 *Rhodiola crenulata*（Hook. f.et Thoms.）H.Ohba 或唐古特红景天 *Rhodiola algida var. Tangutica*（Maxim.）S.H.Fu	大花红景天：类圆形、椭圆形片或呈类圆柱形段。表面棕色，具膜质鳞叶较大，节间不规则，具众多粗壮的茎基。断面红棕色或红黄色相间，有一环纹，主根粗短，侧根较细，质脆，断面橙红色，具玫瑰香气，鲜时更浓郁，味微涩唐古特红景天：同上述，断面淡红棕色，玫瑰香气较淡

2.性状特征

　　[形状]唐古特红景天药材根茎呈圆柱形，粗短，略弯曲，少数有分枝（图2-42、图2-43）。

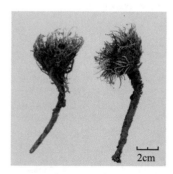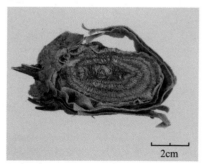

图2-42　唐古特红景天药材性状　　　图2-43　唐古特红景天药材断面

　　[大小]长 5~20 cm，直径 2.9~4.5cm。

[表面] 表面棕色或褐色，粗糙有褶皱。

[质地] 质硬。

[断面] 断面橙红色或紫红色，有时具裂隙。

[气味] 气芳香，味微苦涩、后甜。

（三）高山红景天

又名库页红景天，多生长在长白山 1700~2500m 的高山冻原带和岳桦林带，药用记载源于《长白山植物药志》，在黑龙江、吉林等地区使用。

1.标准收录

高山红景天收录于《吉林省药材标准》《浙江省药材标准》中（表 2-6）。

表 2-6 高山红景天的标准收载情况

药材名称	收载标准	来源	性状描述
高山红景天	《吉林省中药材标准》2017 年版	景天科植物库页红景天 *Rhodiola sachalinensis* A.Bor.	本品根茎呈圆柱形，粗短，略弯曲，多呈丛生分枝状，表面深棕色或棕褐色。主根呈圆柱形，稍扭曲，表面具有易脱落的栓皮，主根表面常具有细纵皱纹或裂缝，侧根具有较细的横环纹；断面呈黄色、灰黄色或浅褐色。老根中心部常枯朽或中空，枯朽部分呈黑棕色。栽培品须根较多。气香，味涩

续表

药材名称	收载标准	来源	性状描述
高山红景天	《浙江省中药材标准》第一册2017年版	景天科植物库页红景天 *Rhodiola sachalinensis* A.Bor.	本品略呈圆锥形或扁块状，多有分枝。表面外皮灰黄色或灰褐色，易片状剥落，剥落处内皮呈红棕色或棕褐色。根茎部膨大，多分枝。根呈圆锥形，稍扭曲。表面具纵皱纹；根茎部断面不整齐。外侧有数个黄白色多孔隙的分体中柱。内侧红棕色或棕褐色。根断面整齐，红棕色，海绵质，近外皮处有一姜黄色的线状环纹。气微香，味微苦；涩

2. 性状特征

［形状］高山红景天药材根茎呈圆柱形，粗短，略弯曲，多呈丛生分枝状（图2-44、图2-45）。

［大小］长3~20cm，直径1~6cm。

［表面］表面深棕色或棕褐色。

［质地］质轻，疏松。

［断面］断面呈黄色、灰黄色或浅褐色。

［气味］气微香，味微苦；涩。

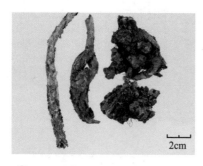

图2-44 高山红景天药材性状

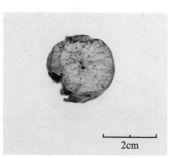

图2-45 高山红景天药材断面

（四）小花红景天（长鞭红景天）

小花红景天也称长鞭红景天，形态与大花红景天相似，目前小花红景天作为大花红景天的混淆品充斥着市场，其红景天苷含量极低。

1. 收录情况

未见有地方标准收载，在《中草药与民族药材图谱》中有收录（表2-7）。

表 2-7　长鞭红景天的收录情况

药材名称	收录文献	来源	性状描述
长鞭红景天	《中草药与民族药材图谱》	景天科植物长鞭红景天 *Rhodiola fastigiata*（Hook.f.et Thoms.）S.H.Fu	根及根茎呈细长圆柱状。下部分枝，根茎膨大，有茎基残留，外被黑色鳞片。表面具稀疏横长的皮孔和圆形突起的须根痕。皮部较光滑，棕褐色，内面深红棕色，与木部分离。质硬而脆，断面粉红色。气微，味微苦、涩

2. 性状特征

［形状］根及根茎呈细长圆柱状。下部分枝，根茎膨大，有茎基残留，外被黑色鳞片（图2-46、图2-47）。

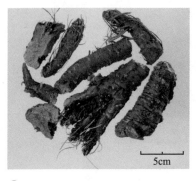 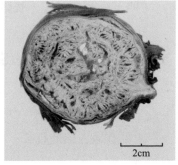

图2-46 小花红景天（长鞭）药材 图2-47 小花红景天（长鞭）药
   性状   材断面

［大小］长5~10 cm，直径2~5cm。

［表面］表面具稀疏横长的皮孔和圆形突起的须根痕。皮部较光滑，棕褐色，内面深红棕色，与木部分离。

［质地］质硬而脆。

［断面］断面粉红色。

［气味］气微，味微苦、涩。

（五）岩白菜

西藏的藏医临床所用"力嘎都"为岩白菜的干燥根及根茎，其性状与红景天差异较大。

1. 标准收录

岩白菜收载于《中国药典》2020年版一部、《四川省中药材标准》2010年版（表2-8）。

表 2-8　岩白菜的标准收载情况

药材名称	收载标准	来源	性状描述
岩白菜	《中国药典》2020年版一部	虎耳草科岩白菜 *Bergenia purpurascens* （Hook. f. et Thoms.）Engl.	本品根茎呈圆柱形，略弯曲；表面灰棕色至黑褐色，具密集或疏而隆起的环节，节上有叶基残存，有皱缩条纹和须状根痕。质坚实而脆，易折断。断面类白色或粉红色，略显粉质，部分断面有网状裂隙，近边缘处有点状维管束环列。气微，味苦、涩
岩白菜	《四川省中药材标准》2010年版	虎耳草科岩白菜 *Bergenia purpurascens* （Hook. f. et Thoms.）Engl.	本品根茎呈圆柱形，有时稍尖，略弯曲，少分枝，多已折断，有棕色叶基残存。外表棕灰色至黑褐色，具环节和皱缩的纹理及根痕，除去外皮者浅棕色或棕黄色。断面不平坦，类白色、淡红色或棕黄色，粉性，边缘具类棕色筋脉点（维管束），断续成环；有的部分枯朽或呈棕黑色。气微，味苦、涩

2. 性状特征

［形状］根茎呈圆柱形，有时稍尖，略弯曲，少分枝，多已折断（图 2-48、图 2-49）。

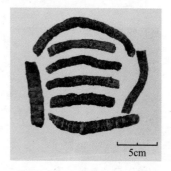

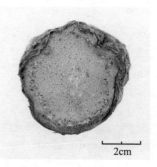

图 2-48　岩白菜药材性状　　　　图 2-49　岩白菜药材断面

［大小］长 3~30 cm，直径 0.8~2 cm。

［表面］外表棕灰色至黑褐色，粗糙，具环节和皱缩的纹理以及残留的须状根或凹点状突起的根痕，节间长 1~10mm，除去外皮者浅棕色或棕黄色。

［质地］体轻，质硬而脆，易折断。

［断面］断面不平坦，类白色、淡红色或棕黄色，粉性，边缘具类棕色筋脉点（维管束），断续成环；有的部分枯朽或呈棕黑色。

［气味］气微，味苦、涩。

三、药典品种与混淆品的显微特征

狭叶红景天、唐古特红景天、小花红景天、高山红景天、岩白菜粉末显微特征与大花红景天相似，但存在区别点。

（一）大花红景天

大花红景天中含大量的草酸钙方晶，且草酸钙方晶存在于薄壁细胞中；淀粉粒较少，大多单个散在，圆形或类圆形（图 2-50~ 图 2-53）。

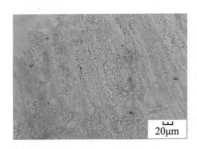

图2-50　大花红景天——薄壁细胞中含大量草酸钙方晶

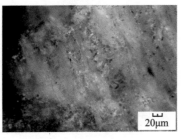

图2-51　大花红景天——薄壁细胞中含大量草酸钙方晶（偏光）

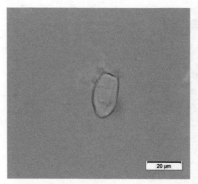

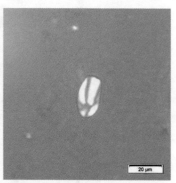

图 2-52　大花红景天——淀粉粒（少见，多为单个散在）

图 2-53　大花红景天——淀粉粒（少见，多为单个散在，偏光）

（二）狭叶红景天

狭叶红景天粉末显微特征与大花红景天相似，均具有木栓细胞、螺纹导管等。但狭叶红景天淀粉粒众多，显微镜视野下随处可见淀粉粒，有的聚集成团，而大花红景天只可看到少量的单个散在的淀粉粒。狭叶红景天未见含大量草酸钙方晶的薄壁细胞（图 2-54~图 2-56 ）。

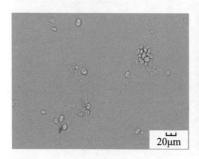

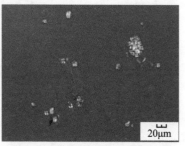

图 2-54　狭叶红景天——淀粉粒（众多，单个散在聚集成团）

图 2-55　狭叶红景天——淀粉粒（众多，单个散在聚集成团，偏光）

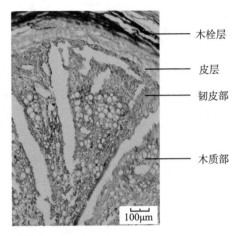

木栓层

皮层

韧皮部

木质部

100μm

图2-56 狭叶红景天根横切面

（三）唐古特红景天

唐古特红景天粉末显微特征与大花红景天相似，均具有木栓细胞、螺纹导管等。但唐古特红景天具有较多木纤维，壁厚，纹孔致密，多成束（图2-57~图2-59）。

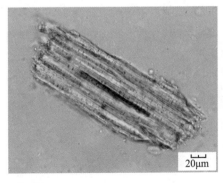

图2-57 唐古特红景天—木纤维束（1）

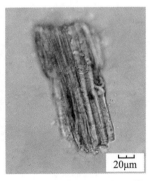

20μm

图2-58 唐古特红景天—木纤维束（2）

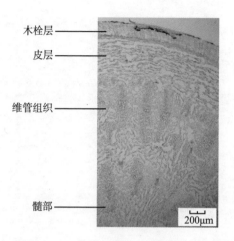

木栓层
皮层
维管组织
髓部
200μm

图 2-59 唐古特红景天根茎横切面

（四）高山红景天

高山红景天粉末显微特征与大花红景天相似，均具有木栓细胞、螺纹导管，且薄壁细胞中含大量草酸钙方晶；淀粉粒较多，常聚集于薄壁细胞或聚集成群（图 2-60~图 2-63）。

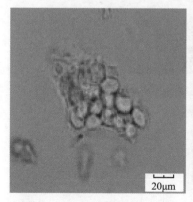

图 2-60 高山红景天——淀粉粒（常聚集于薄壁细胞或聚集成群）

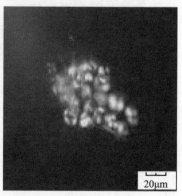

图 2-61 高山红景天——淀粉粒（常聚集于薄壁细胞或聚集成群，偏光）

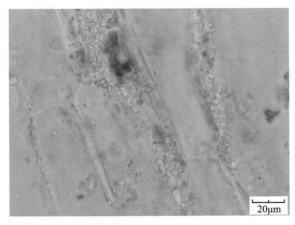

图 2-62 高山红景天——薄壁细胞中含大量草酸钙方晶

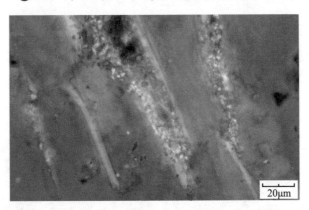

图 2-63 高山红景天——薄壁细胞中含大量草酸钙方晶（偏光）

（五）小花红景天

小花红景天粉末显微特征与大花红景天相似，均具有木栓细胞、螺纹导管，且薄壁细胞中含大量草酸钙方晶。但小花红景天的木栓细胞为多角形，细胞壁比其余红景天的厚，且颜色较深，为棕黄色（图 2-64~图 2-68）。

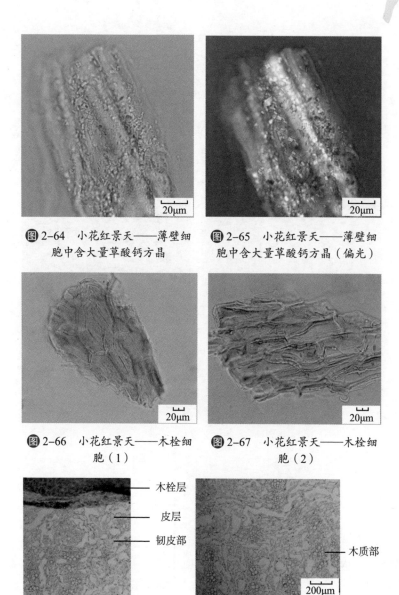

图 2-64 小花红景天——薄壁细胞中含大量草酸钙方晶

图 2-65 小花红景天——薄壁细胞中含大量草酸钙方晶（偏光）

图 2-66 小花红景天——木栓细胞（1）

图 2-67 小花红景天——木栓细胞（2）

木栓层
皮层
韧皮部
木质部

图 2-68 小花红景天根横切面

（六）岩白菜

岩白菜粉末显微特征与大花红景天、狭叶红景天和唐古特红景天相比，含有大量的草酸钙簇晶，直径 15~30μm，棱角锐尖（图 2-69~ 图 2-71）。

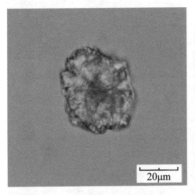

图 2-69　岩白菜—草酸钙簇晶　　图 2-70　岩白菜—草酸钙簇晶（偏光）

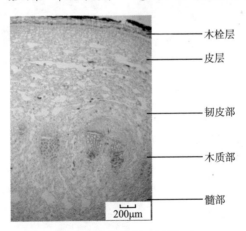

木栓层
皮层
韧皮部
木质部
髓部

图 2-71　岩白菜根茎横切面

四、红景天多品种混用原因解读

（一）我国历史上使用多种红景天属的用药习惯

红景天药用历史久远，早在公元 8 世纪即我国唐代就已成为藏医的常用药。其作为常用藏药材，从历史上即存在使用多种红景天属的临床用药习惯。

《四部医典》里面记载的"尕都尔"为景天科红景天属的大株粗茎红景天，除此之外，还描绘了各种"苏菔"（藏文译音），如黄苏菔、白苏菔等，均可同理使用。经现代藏医药学者的研究考证，这些"苏菔"与"尕都尔"一样同属于景天科红景天属。

《晶珠本草》中记载的"苏罗玛保"为红景天，为景天科红景天属多种植物的根及根茎。此外还记载了狭叶红景天、大株红景天、圣地红景天、多茎红景天等。

《中华藏本草》在"索罗玛保"项下收载了 6 种红景天属植物。

《藏药志》记载"索罗玛保"为景天科植物共计 3 属 10 种。

综上所述，从我国红景天用药历史来看，红景天属多种植物入药的用药习惯是造成市场上红景天多品种混用的主要原因。

（二）同名异物

其一，红景天的混淆品多为其同属植物，原植物名称多为"某某红景天",药用历史也存在多品种使用的情况。至今在不同产地,对于不同品种的红景天,当地人仍统一称其为"红景天",在购买时如不说清其植物名称,很容易混淆。

其二,关于藏药"力嘎都"。《中华人民共和国卫生部药品标准(藏药第一册)》(1995年版)附录记载"力嘎都"为景天科植物狭叶红景天等同属数种植物的干燥根及根茎,而《中国藏药》正文中将"力嘎都"的来源定为虎耳草科植物岩白菜和蓼科植物翅柄蓼的根茎或全草。西藏藏医临床所用"力嘎都"为岩白菜的干燥根和根茎,而青海所用"力嘎都"多为狭叶红景天的干燥根及根茎。

（三）资源短缺和价格差异

我国的红景天植物多数生长于高寒山区的雪线以下、森林上线以上风化很强的流石滩地带,该生态系统属于冻原植被型的高寒草甸生态系统,是非常脆弱的生态系统。随着人们对红景天的需求不断扩大,野生资源不断减少,加上大面积种植尚未成功,导致大花红景天的价格不断上涨,所以在实际流通和应用过程中常出现以不同品种掺入大花红景天中混用的情况。

第三章 / 红景天之用

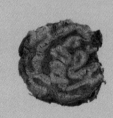

第一节
红景天的药理作用

《神农本草经》认为红景天轻身益气，不老延年，无毒多服，久服不伤人。能补肾，理气养血，主治周身乏力、胸闷，还具有活血止血、清肺止咳、解热，并止带下的功效。《本草经集注》中记载"诸蛊毒，痂，寒热风痹，诸不足"。《中药大辞典》记载红景天："性寒，味甘涩。活血止血，清肺止咳。治咳血，咯血，肺炎咳嗽。"由此可知，红景天有很好的益气活血，通脉平喘功效。而红景天在藏医经典《四部医典》中记载有"治血病、赤巴病、疮疖溃烂"作用，《晶珠本草》则记载红景天"活血清肺、止咳退烧、止痛，用于治疗肺炎、气管炎、身体虚弱、全身乏力、胸闷、难于透气、嘴唇和手心发紫"。现代科学研究表明，红景天化学成分类型较多，主要包括生物碱、黄酮类、糖苷类、苯酚类化合物、挥发油、香豆素类、甾体以及有机酸和微量元素等，其中红景天苷被认为是红景天的主要生物活性成分。

现代药理研究表明，红景天具有抗疲劳、抗缺氧、抗辐射、抗癌、抗抑郁、提高工作效率、增强脑力活动、保护肝肾、增强机体免疫力等作用。

一、抗疲劳作用

疲劳为持久或过度劳累后造成的身体不适及工作效率减退的现象，可分为体力疲劳和精神疲劳。体力疲劳即运动型疲劳，指由机体运动引起的机体生理功能不能保持在正常水平或不能维持其原有的运动强度，而表现出机体运动能力下降的现象。精神疲劳指脑力劳动在一定条件下产生的疲劳，主要表现为厌倦、心情烦躁、记忆力下降、思维迟钝、反应迟缓。抗疲劳的作用就是延缓疲劳的产生和加速疲劳的消除。

长期以来，众多医者都期望能寻找到一种安全、有效、无不良反应的良方来有效延缓疲劳的发生、加速疲劳的消除，红景天的抗疲劳作用很早就被发现，中医学主张用红景天根茎熬水、泡酒来治疗咳嗽、抵御寒冷、消除疲劳。民间常用其根茎熬水来消除疲劳。红景天在抗疲劳方面的作用正在被越来越多的实验证实。

运动性疲劳在运动员超强度大运动量训练中经常发生。运动员一旦造成疲劳积累，则需要很长时间的休息和调整才能恢复。对运动疲劳消除的研究国内外有很多报道，有些国家常采用禁用药物兴奋剂和合成类固醇消除运动疲劳和提高运动成绩。这些药物对运动员身体造成很大危害，也是国际奥委会禁止使用的。研究表明：红景天苷具有提高运动员体能和消除疲劳的作用，运动员在大运动量负荷情况下，血色素含量降低，血清总蛋白含量降低，服用红景天后能使降低了的血色素含量升高，说明红景天对造血功能有调节作用；同时能使总蛋白降低现象得到明显改善，说明红景天对促进蛋白合成有明显作用。

自由基在运动性疲劳和损伤中的作用和意义日益受到人们的重视。研究表明：红景天可减轻自由基及过氧化对机体的损伤，增强运动能力，延缓疲劳出现，服用红景天后进行同样运动时血清丙二醛（MDA）显著下降，表明机体抗氧化能力增强。其作用机制可能是红景天一方面能改善机体供氧能力，改善运动机体微循环，增强机体免疫力，使超氧化物歧化酶（SOD）增加，活力增强；另一方面可以通过减少机体超氧阴离子自由基的生成，使 SOD 的消耗相应降低。两方面共同作用，可使机体细胞超氧自由基的产生和清除达到平衡。

运动血乳酸值是反映机体无氧耐力的主要指标之一，在一定程度上也反映机体有氧供能能力。研究表明：红景天能使运动血乳酸（BLA）值显著减少，有利于消除疲劳，能从整体上提高高原低氧环境下的运动能力，促进机体能量代谢，从而增强其对大运动量的承受能力。有氧功能水平的提高，使得人体在完成相同强度的运动负荷时，无氧功能比例下降，从而乳酸生成率降低，故运动血乳酸值下降。另外，也有可能是红景天提高了乳酸脱氢酶的活性，乳酸消除加快所致。

现代医学关于红景天抗缺氧、抗疲劳功效的研究发现：小丛红景天具有丰富的黄酮类活性成分，不含红景天苷，但具有与红景天一样的功效。小丛红景天总黄酮能明显延长小鼠缺氧存活时间，增强小鼠的应激反应能力，对心脏和大脑起到一定的保护作用。马莉等通过对长时间运动小鼠各项指标的观察，发现红景天能够降低肌酸激酶、肌酸激酶同工酶MB 水平，提高过氧化物歧化酶活性，有效缓解过劳运动导致的疲劳。

二、抗缺氧及治疗急性高原反应作用

高原反应，是人体急速进入海拔 3000 米以上高原暴露于低压低氧环境后产生的各种不适，是高原地区独有的常见病。常见的症状有头痛，失眠，食欲减退，疲倦，呼吸困难等。急性高原反应是人体心、肺、脑组织为适应缺氧环境引起的心肌收缩增加、心脏负荷加重、肺泡内气体交换加剧等生理改变，以及肺泡细胞受损、血氧分压降低、脑组织细胞缺氧、全身血中乳酸脱氢酶增加等一系列病理改变。

缺氧是高原的特殊环境状态所致，可对人体造成不同程度的损害。长期在平原生活的人直接进入高原后不可避免地会出现不同程度的高原反应，尤其是执行军训、学习和施工任务时。研究表明，红景天醇提物可明显延长常压缺氧小鼠生存时间，对小脑缺氧及组织中毒性缺氧均有明显保护作用；能增加供氧，有利于氧向组织中扩散，从而改善大鼠组织细胞的有氧代谢。

有学者从机体耐力、运动时的血氧饱和度（SaO_2）、能量消耗、机体代谢水平角度等方面研究，发现红景天可升高机体血氧分压和 SaO_2，调整有氧代谢过程，加大动静脉血氧分压差，增强组织携氧能力，改善心肌工作效率。由于血液流变性改变的程度与海拔和缺氧时间呈正相关，血液黏度进行性升高，明显增加了微循环血液流动阻力，而红景天可明显降低血液黏稠性，升高氧分压，并有抗自由基损伤、稳定细胞膜等作用，因此预先服用红景天对部队急进高原后预防高原反应有明显效果。

三、治疗呼吸系统疾病

中医认为红景天具有清肺止咳、治肺炎咳嗽的功效。《全国中草药汇编》记载："红景天，甘、涩，寒。清肺止咳，止血，止带。用于肺热咳嗽，咯血，白带；外用治跌打损伤，烧烫伤。"《中药大辞典》记载："红景天，性寒，味甘涩。活血止血，清肺止咳。治咳血，咯血，肺炎咳嗽，妇女白带。外用治跌打损伤。"

现代研究表明，红景天及红景天苷对多种肺部疾病（如肺动脉高压、肺组织纤维化、慢性阻塞性肺疾病）均具有一定的疗效，其机制主要与抗氧化、抗炎、抗凋亡有关。临床研究也发现，红景天水提物具有抗炎作用，可抑制细胞因子的释放和改善 T 细胞功能，提高慢性阻塞性肺疾病患者的耐受性，提高潮气呼吸量和换气效率。另外，红景天及其活性成分可通过激活腺苷受体 A（2A）相关的线粒体通路、抑制炎症等机制，改善缺氧或脂多糖引起的肺动脉高压或肺损伤。已有越来越多的研究利用红景天的抗炎、抗氧化及抑制细胞凋亡的作用来治疗多种肺部疾病，改善肺动脉血管重塑，如通过抑制肿瘤坏死因子 $-\alpha$、白介素 -6、白介素 -1β 及 NF-κB（核因子 κB）等因子的活性发挥抗炎作用。

《四部医典》记载红景天："性平、味涩、善润肺、能补肾、理气养血。"《晶珠本草》记载红景天："味甘、苦、涩，性凉；功效养肺、清热，滋补元气，治瘟病时疫，清肺热，治脉病。"藏医认为，肺属"培根"之境，在夏季较安，入冬则病情加剧；在白昼较轻，入夜则病势加重。其原因是"培根"属寒水，喜温恶寒之故。而红景天善润肺，能活血止血、清肺止咳，具有防止咳血、咯血、肺炎咳嗽等作用，继而改善"培根"功能，故能治疗多种肺部疾病。

四、增强免疫力作用

《本草经集注》记载红景天可以"补诸不足"。《四部医典》称之"主治周身乏力、胸闷、恶心、体虚等症"，《秘诀真宝》记载"索罗玛宝"（红景天）具有补元气的功效。可见，自古以来红景天就被认为具有增强免疫力、提高体能的作用。

红景天多糖在体外可促进小鼠淋巴细胞转化反应，且本身具有丝裂原样作用；对外周血 Hb 含量在正常小鼠有降低作用，而对免疫低下小鼠则有提升作用。同时可促进正常小鼠淋巴细胞转化反应及增强 NK 细胞杀伤活性，可使免疫受抑小鼠逆转。红景天还可以提高大强度运动大鼠的运动能力，调节其免疫功能，其机制可能是通过影响神经－内分泌－免疫网络实现的。红景天总苷可以通过增强大鼠单核吞噬细胞系统的功能在体外增强有丝分裂原刺激大鼠淋巴细胞的增殖反应，从而提高机体的防疫能力。

红景天对机体的免疫系统具有广泛的免疫活性增强作用，这与其抗肿瘤作用密切相关。动物实验表明，红景天能提高小鼠外周血中 T 淋巴细胞的百分率，减轻动物因产生迟发性变态而致的足跖肿胀度，增加小鼠脾脏的相对重量及其脾脏抗体生成细胞的数量；还能使机体巨噬细胞的吞噬指数明显增加，说明红景天能提高小鼠的特异性免疫和非特异性免疫功能。

石晓峰还研究了复方红景天制剂对机体免疫功能的影响，结果显示复方红景天冲剂可使幼鼠胸腺和脾脏增重。胸腺为初级淋巴器官，游走的造血干细胞进入胸腺原基，在此分化和成熟；脾脏中有 T 淋巴细胞和 B 淋巴细胞，还有巨噬细胞，与体液免疫、细胞免疫均有密切关系。复方红景天冲剂能增强成年鼠腹腔巨噬细胞对鸡红细胞的吞噬能力，在免疫抑制下能增强小鼠二硝基氯苯所致迟发型皮肤过敏反应及提高小鼠溶血素抗体生成，且能明显提高自然杀伤细胞（NKC）活性。结论是复方红景天冲剂在机体免疫调节和抗肿瘤过程中起着积极的作用。

五、抗肿瘤作用

随着对红景天临床使用的增多和研究的深入，逐渐发现其对肿瘤有预防作用，一方面能抑制肿瘤生长，一方面能降低化疗药物引起的血细胞毒性和肝脏毒性。

红景天可以抑制肿瘤细胞增殖，影响细胞周期，促进肿瘤细胞凋亡。红景天提取物能抑制人早幼粒白血病细胞（HL-60）分裂，同时诱导细胞从G2（有丝分裂准备期）/M期（有丝分裂期）进入凋亡，促进癌细胞凋亡。红景天提取物对体外培养肝癌细胞（QGY-7703）、肺癌细胞、人喉癌细胞均具有直接杀伤作用，机制与肿瘤细胞增殖、克隆形成、DNA合成抑制有关。此外，血管生成是肿瘤生长、扩散、转移的必要条件，抑制血管生成、阻断血流、抑制癌细胞浸润转移是抗癌的又一大策略。研究表明，红景天有抗血管新生和抗浸润转移的作用，红景天50%醇提物及红景天苷能显著抑制皮下肿瘤引起的血管新生。红景天提取物剂量依赖性抑制肿瘤细胞MDA-MB-231（人乳腺癌细胞）的迁移、侵袭及人脐静脉内皮细胞（HUVEC）的血管生成。进一步机制研究显示，红景天提取物能够剂量依赖地抑制肿瘤转移重要信号通路PI3K/Akt的蛋白磷酸化，显示出显著的抑制肿瘤细胞转移的作用。

六、抗病毒作用

红景天具有抗病毒作用，是一种抗毒肝素的治疗性药物，还能解除 H_2S 中毒。红景天能提高小鼠士的宁中毒后的生存率，能抵抗棒状杆菌毒素、变红菌素、破伤风类毒素等各种细菌毒素和柯萨奇病毒的感染，改善布鲁氏杆菌疫苗的免疫反应。

红景天多糖对小鼠心肌细胞有较强的保护作用，对血液中超氧化物歧化酶（SOD）活性增加有一定促进作用。提高血液中 SOD 活性水平、降低过氧化脂质（LPO）含量是红景天多糖抗柯萨奇 B_5 病毒的主要机制之一。在感染柯萨奇 B_5 病毒的小鼠模型，红景天多糖可以增强小鼠抗柯萨奇 B_5 病毒感染的能力，红景天中酪醇对柯萨奇 B_5 和柯萨奇 B_3 病毒在细胞中的繁殖具有抑制作用，显示红景天对由该病毒引起的感染性疾病有一定的防治作用。其机制可能是红景天能促进小鼠免疫功能的提高，阻止病毒颗粒的吸附，并能有效地阻止病毒在宿主细胞内的复制。

七、对心血管系统保护作用

红景天对心脏具有明显的保护作用，可以增加心肌收缩力，增强心肌细胞活力；还可扩张血管，增加血流量。研究表明，红景天可在不明显增加心肌收缩力和左心室压力的情况下，降低动脉压，减少总外周阻力，有效地降低心脏后负荷，从根本上解除因冠脉血管狭窄、动脉压增高而引起的心绞痛，使心功能得到改善。

红景天不仅能针对心绞痛诱因发挥作用，在修复受损心肌细胞方面也作用明显。研究发现，在对冠心病心力衰竭患者常规治疗的基础上加上红景天，能够明显改善心力衰竭的各种症状表现，其效果优于单纯的西药常规治疗。

现代药理学研究表明，红景天可有效降低全血黏度，降低红细胞刚性指数和聚集性指数，明显减少红细胞压积和纤维蛋白原，从而抑制血小板聚集，改善血液流变学，预防和治疗高黏滞血症、血小板聚集等因素导致的急性缺血性脑卒中。

藏医认为，高原缺氧属于"坏血增多"范畴，即"多血症"。如高原缺氧导致红细胞代偿亢进而过度增生，血液黏稠度升高，同时缺氧时红细胞变形性下降，使血液达到高凝状态，则会引发高原红细胞增多症（HAPC）。藏医临床实践证实，藏医大师措如·才郎以红景天为君药的藏药制剂具有活血、清肺、益气、安神的功效，在临床上治疗 HAPC，疗效确切。

八、抗衰老作用

在人体的衰老过程中，神经内分泌调节的各个环节均有不同程度的改变，但下丘脑 – 垂体的衰老是导致全身神经内分泌器官衰老的中心环节。垂体中生长激素细胞产生的生长激素对机体蛋白质的合成代谢有重要的调节作用。随着年龄的增长，外周血中的生长激素含量逐渐减少，机体蛋白质的合成代谢降低。实验证明红景天素有提高老龄大鼠生长激素细胞活力，促进其分泌，延缓衰老的作用。

根据目前人们公认的英国学者 Harman 提出的衰老理论，随着年龄增长引起的退行性变化是由自由基引起的。很多实验证实红景天是一种有效的自由基清除剂，有抗衰老作用，红景天制剂能显著延长家蝇的平均寿命和半数死亡时间，降低脑组织中脂褐素、丙二醛水平，提高还原性谷胱甘肽含量，增强超氧化物歧化酶活性；红景天提取物可阻抑大鼠肝细胞内脂褐素的形成和堆积，降低酸性磷酸酶活性，抑制大鼠肝细胞过氧化脂质形成，增强血清超氧化物歧化酶活性。红景天具有提高氧化水平和清除自由基的能力，从而减弱细胞代谢能力，延缓细胞衰老，从而起到抗退变、抗衰老的作用。

红景天素作为抗氧化剂能增强中枢胆碱能系统的功能活动，清除自由基，促进细胞代谢，增强细胞活力，预防神经细胞核功能衰退，维持血脑屏障结构，改善循环，维持神经突触结构及其神经元间功能联系，减轻大脑皮质超微结构老化征象，阻抑细胞退化、变性和凋亡，具有健脑、益智、增强记忆功能，能发挥其对中枢系统的抗老化作用。同时，红景天还有促进人胚二倍体成纤维细胞生长增殖、降低细胞死亡率的作用，红景天素能显著提高成纤维细胞生长因子（FGF）在老龄大鼠嗅球中的阳性表达率，提示红景天可能通过嗅球中 FGF 对嗅神经的营养和促分化增殖作用发挥其抗衰老的作用。

九、对神经系统作用

近几年研究发现，红景天对阿尔兹海默病、帕金森病、重度抑郁症、创伤性颅脑损伤、缺血性脑损伤等多种神经系统疾病具有一定的治疗作用。

藏医认为，长期生活在高原缺氧环境，机体对外界环境变化不能保持相对稳定的状态，会表现出一系列的功能失调，如出现头疼、眩晕、昏厥、失眠、健忘、胸痹、腹胀以及心悸等病症，急进高原者也可能出现高原脑水肿等危及生命的症状。

当人体进入高原低氧环境中，机体各脏器生理功能均处于较低水平，脑功能及运动能力同样受到不可抵御的缺氧制约，导致出现一系列"乏氧性低能"状态。与同类高原抗低氧药物比较，红景天的作用最为突出。红景天可加速肾上腺皮质从耗竭状态中恢复到正常状态，改善机体组织器官的供氧，通过抑制缺氧造成的血液流变学的变性改变来实现其抗缺氧作用，有利于机体提高抗应激能力。红景天可通过预防毛细血管的收缩而加快血液循环，提高对低氧环境的适应性。红景天苷可显著抑制缺氧对肺动脉平滑肌增殖和 DNA 合成的促进作用，从而可能对缺氧性肺动脉壁增厚、肺动脉高压的发生与发展起防治作用。

当寒冷刺激作用于机体后，机体会发生一系列相应的保护性应激反应。红景天可以提高机体抗应激能力，可增强低温条件下人体抗寒能力，加速建立冷适应能力，能明显提高小鼠在高原和寒冷条件下的生存率。其机制可能与红景天维持机体平衡，进行双向调节有关。双向调节就是使偏离正常的指标恢复或趋向于正常。

研究表明，红景天能够通过抑制神经细胞凋亡、对抗β-淀粉样蛋白的沉积、减少氧化应激损伤、促进神经元样细胞分化等机制，促进神经元再生，保护神经元，有提高记忆力、抑制老年痴呆的作用。刘娜等制作老年痴呆动物模型，通过红景天的干预发现，红景天组大鼠水迷宫学习记忆能力明显提升，并能够上调抑制凋亡蛋白 Bcl-2（B 淋巴细胞-2）、下调促凋亡蛋白 Bax（Bax 基因是人体最主要的凋亡基因），以此提高老年痴呆大鼠的认知能力。另有研究通过侧脑室注射链脲佐菌素诱发的大鼠阿尔兹海默病模型发现，大花红景天提取液灌胃后可增加大鼠受损海马神经元的再生，保护神经干细胞，治疗神经退行性病变，其机制与降低 β-淀粉样蛋白水平和沉积、清除细胞内活性氧（ROS），进而调控细胞的增殖和分化、抑制神经元细胞凋亡有关。

帕金森病（PD）作为一种中枢神经系统退行性疾病，其主要特点为脑黑质致密部的多巴胺（DA）能神经元功能下降。在 PD 疾病的发展过程中，神经细胞中氧化与抗氧化平衡被打破，大量 ROS 生成，并引起内质网应激反应、细胞内 Ca^{2+} 超载，进一步诱导细胞凋亡。红景天及其活性化合物对这一进程具有改善作用。体外研究证实，红景天苷可降低 6-羟基多巴胺引起的 DA 能神经元细胞系 SN4741 和皮层神经元的细胞毒性，减轻细胞内的氧化应激反应，抑制细胞凋亡、减少内质网应激（ER）反应，从而保护神经元细胞，还可刺激大鼠间充质干细胞（rMSCs）分化 DA 能神经元。

重度抑郁（MDD）是一种常见的神经系统疾病，全球患病人数已达到 3.5 亿，由其引发的死亡人数也在逐年增加，但其常用的化学药治疗效果有一定不足，因此近年来中医药在 MDD 防治方面的应用研究越发受到关注。红景天作为一种植物性适应原类药物，能增强机体非特异性的防御能力，也表现出了良好的抗抑郁作用，其机制与调控细胞应对不同环境的应激能力、影响神经递质受体等有关。红景天通过抑制应激活化蛋白激酶（SAPK）/Jun 氮端蛋白激酶（JNK）信号通路，改善应激状态下的精神表现，发挥抗抑郁活性。

十、保肝作用

肝就像一个中央银行，负责管理身体三大货币（气、血、水）流通。情绪、睡眠、饮食甚至药物等，均会影响肝的疏泄功能。保肝作用，即减轻肝脏负担、增加肝脏营养、改善肝脏供血等。现代药理学研究表明，红景天及其活性成分能改善不同肝脏损伤模型的病理状态，红景天苷可通过减轻氧化应激损伤、减少自由基的含量、抑制抗氧化酶细胞色素 P450 2E1（CYP2E1）编码基因和烟酰胺腺嘌呤二核苷酸磷酸氧化酶2（NOX2）的表达，从而改善大鼠非酒精性脂肪肝损伤；可通过下调 NF-κB 的活性、抑制炎症细胞因子的分泌、调节 CXC 趋化因子配体 10（CX-CL-10），从而改变肝和脾中 CD4+ 和 CD8+ 的比例，减轻刀豆蛋白 A（ConA）引起的小鼠免疫性肝炎；还可通过调控 GJIC（细胞间隙连接通讯）/MAPK（信号从细胞表面传导到细胞核内部的重要传递者）信号通路，从而降低化学试剂镉引起的大鼠肝毒性及体外 BRL3A 细胞的毒性。红景天干预性治疗能够明显降低四氯化碳诱导的肝纤维化大鼠血清谷草转氨酶（AST）、谷丙转氨酶（ALT）、以及肝纤维化指标透明质酸（HA）、层黏连蛋白（LN）表达水平，促进肝再生生长因子（ALR）的表达，机制是红景天通过促进 ALR 合成从而减少胶原纤维合成，可有效抑制大鼠肝纤维化的发生。

十一、降血糖作用

糖尿病是一组以高血糖为特征的代谢性疾病。高血糖是由于胰岛素分泌缺陷或其生物作用受损，或两者兼有引起的。糖尿病时长期存在的高血糖，会导致各种组织，特别是眼、肾、心脏、血管、神经的慢性损害和功能障碍。

现代药理学研究表明，红景天对治疗糖尿病及其并发症有很好的疗效，在对糖尿病患者常规治疗基础上加用红景天注射液，通过测量患者全血黏度、纤维蛋白原等血液流变学指标，发现红景天注射液能够明显改善患者血液黏稠度，疗效优于单纯的二甲双胍等药物常规治疗。郭永新等通过对大鼠糖尿病肾病模型治疗进行观察,发现红景天能够降低2型糖尿病肾病大鼠模型的血糖、晚期氧化蛋白产物、尿微量白蛋白,并通过细胞形态学观察,发现本药物小剂量即能够减轻肾足细胞的损伤,保护细胞形态。朴敏虎等同样通过对糖尿病肾病大鼠模型进行研究,发现红景天苷能够有效地降低小鼠血糖、肌酐、尿素氮、白细胞介素 -1β、肿瘤坏死因子的水平,通过控制血糖及氧化应激反应而发挥治疗作用。章新晶等应用高浓度胰岛素诱导产生胰岛素抵抗 HepG2 细胞模型,通过红景天与西药的对比研究,发现红景天能明显增加细胞的葡萄糖消耗,降低胰岛素抵抗程度。

十二、其他作用

现代药理研究表明,红景天能够通过对炎症信号通路的调节发挥抗炎的作用。在皮肤美容领域发现,红景天具有抗辐射、抗氧化、防老化、美白等作用。在临床中,有人将红景天应用于黄褐斑及痤疮等疾病的治疗,发现有良好的疗效。同时有研究表明,红景天还具有抗冻伤、耐低温、耐低氧等作用;还可通过抑制氧化应激反应,减少细胞凋亡,促进造血干细胞恢复,降低 60Co γ 射线引起的 BALB/c 小鼠死亡率。此外,红景天可通过刺激人外周血单核细胞中维甲酸诱导基因、黑色素瘤分化相关蛋白基因和干扰素刺激基因的表达,对登革热病毒起到增殖抑制作用。

第二节
红景天的制剂

一、红景天常见剂型介绍

（一）散剂

散剂是一种或数种药物经粉碎与混合均匀制成的干燥粉末状制剂。按照药物组成可分为单味散剂和复方散剂两种。红景天粉即属于单味散剂，由红景天单味药材打粉制成。复方散剂的代表品种有九味石灰华散，收载于《中国药典》，为藏族验方，是由包括红景天在内的9味中药细粉混合制成的散剂。散剂的特点是粉碎程度大，表面积大，易分散，奏效迅速，制备简单，服用方便，是临床外科和内科常用的一种剂型。不过由于散剂是粉末，易吸潮结块、霉变，故应当在密闭、干燥、阴凉环境下贮存。

（二）丸剂

丸剂是饮片细粉或饮片提取物加适宜的黏合剂或其他辅料制成的球形或类球形制剂。常见种类有水丸、蜜丸、水蜜丸等。丸剂的特点为：作用迟缓，多用于慢性病治疗；某些新型丸剂可用于急救；可缓和某些药物的不良反应；可减缓某些药物成分的挥发；服用剂量大、小儿服用困难、生物利用度低。一般情况下，丸剂的溶出速率较为缓慢，可以延长药效，缓解药物的刺激性。此剂型制法简单，服用方便。如心脑欣丸（浓缩水丸），收载于《中国药典》。

（三）胶囊剂

胶囊剂是将药物直接分装于空心胶囊或密封于软质囊材中的制剂。此类剂型可分为硬胶囊剂、软胶囊剂和肠溶胶囊剂等。一般红景天的胶囊剂为硬胶囊剂，如诺迪康胶囊、红景天胶囊、心脑欣胶囊、连花清瘟胶囊等。软胶囊是将液体药物或固体药物制成的溶液、混悬液、乳液直接密封于球形或椭圆形的软质囊材中制成的剂型，属于胶囊剂的一种。此类剂型药物的特点为：释放迅速，吸收率高；遮盖某些药物的不良气味；对于低沸点、挥发性成分能稳定保存。如红景天软胶囊。

（四）片剂

片剂是药物与适宜赋形剂混匀压制而成的圆片状或异形片状剂型。按给药途径及制法可分为口服片、口腔用片剂、外用片。口服片又分为压制片、包衣片、咀嚼片、泡腾片、分散片、多层片、缓释片、控释片等，其特点为：剂量准确，应用方便；产量大、成本较低；质量稳定，携带、运输和贮存方便；能适用治疗、预防用药的多种要求；婴、幼儿和昏迷患者等不易吞服；易出现溶出度和生物利用度等方面的问题。常见的红景天片剂多数为红景天复方制剂，如连花清瘟片。常见的红景天片剂剂型为：① 包衣片，为在压制片表面包有衣膜的片剂，一般为薄膜衣片，具有减少外界环境对药物的影响、稳定质量、掩盖不良气味、减少药物刺激、防止吸湿等作用，如狭叶红景天糖衣片、大株红景天片、连花清瘟片等。② 分散片，是在片剂制备的过程中加入适宜的崩解剂，使其在水中可迅速崩解均匀分散的片剂。这种剂型服用方便，可降低药物的不良反应，快速崩解可形成均一混悬液，吸收快，生物利用度高。可以直接口服也可加水崩解为均一混悬液后服用。适合儿童、老人或吞咽困难的患者。如复方红景天分散片。③ 泡腾片，是含有碳酸氢钠和有机酸、遇水可产生气体而成泡腾状的片剂。泡腾片因产生大量气体，严禁直接含服或吞服。如红景天泡腾片。④ 口含片，是含于口腔内缓慢溶解的压制片，能对口腔及咽部产生持久的药效。如复方红景天口含片、景天虫草含片。

（五）浸膏剂

浸膏剂是将饮片用适宜的溶剂提取有效成分，蒸去全部溶剂，调整浓度至规定标准的制剂。分为稠浸膏与干浸膏。如用红景天制成流浸膏，可用于抗疲劳、病后体虚，增加体力及耐力等。

（六）颗粒剂

颗粒剂是在汤剂和糖浆剂的基础上发展起来的剂型，是药物粉末与适宜的辅料混合制成的干燥颗粒状剂型。按溶解性和溶解状态可分为可溶性颗粒剂、混悬性颗粒剂、泡腾颗粒剂等。颗粒剂的特点是能适合中医辨证论治，吸收快、作用强而持久。红景天的颗粒剂一般不用单味红景天，往往加多种药物制成复方制剂，如复方红景天颗粒、四味雪莲花颗粒、连花清瘟颗粒等。

（七）溶液剂

溶液剂是药物以分子或离子形式分散于溶剂中制成的供内服或外用的液体药剂。此类剂型药物分散度大，吸收好，作用快，药物稳定性好；但因对光、热不稳定，须置避光、冷处密闭贮存。如红景天口服液、高山红景天口服液、大花红景天口服液、复方高山红景天口服液等。

（八）注射剂

注射剂是药物制成的供注入体内的无菌溶液，包括乳浊液和混悬液，以及供临用前配成溶液或混悬液的无菌粉末或浓溶液，具有作用迅速、疗效可靠的特点。注射剂一般包括输液剂、粉针剂、小水针。中药注射剂不仅保留了中药的传统治疗优势，还具备生物利用度高、疗效确切、起效快的特点，一举多得，临床应用广泛。但同时需要注意的是，中药注射剂含大分子物质较多，临床不良反应发生率较高，使用前应仔细阅读药品说明书，用药中应密切观察，做好随时应对发生不良反应的准备。常见的与红景天有关的注射剂有大株红景天注射液、注射用红景天（冻干），是以红景天苷为主要成分的上市药品。

（九）滴丸

滴丸是将饮片提取物与基质用适宜方法混匀后，滴入不相混溶的冷却液中，收缩冷凝而成的球形或类球形制剂。这类剂型的特点为药物在基质中分布均匀，剂量准确；起效迅速，生物利用度高，溶出速度快；液体药物可制成固体滴丸。如蔷薇红景天滴丸。

（十）涂膜剂

涂膜剂，是指用有机溶剂溶解成膜材料并与药物混溶而制成的一种外用制剂。用时涂于患处，溶剂挥发后形成薄膜以保护创面，同时逐渐释放所含药物而起治疗作用，其特点为：制备工艺简单，不用特殊的机械设备，制造成本低；无首过效应，不良反应较小，可逐渐释放所含药物起到治疗的作用。该制剂便于携带，使用方便，且不受创面形状、大小和部位的限制，如利用红景天活血化瘀功效制成的雪山金罗汉止痛涂膜剂。

（十一）红景天制剂研究概况

现代药理研究表明，红景天含有红景天苷、红景天多糖、酪醇等多种化学成分，其中红景天苷为其主要活性成分，具有改善血液微循环、降低血黏度、增强免疫力、保护心血管、抗疲劳、抗缺氧等作用。红景天还具有抑制心脏内分泌功能老化、降低血液黏度、预防和治疗心肌缺血的作用。在对红景天有效成分的研究基础上，在中医理论的指导下，应用现代制药技术，积极进行了红景天的单方和复方研究。红景天制剂的主治功能主要以抗脑缺氧、抗疲劳、降血糖、降血压、降血脂为主，适用于过度疲劳及工作疲乏时需要提高体力的健康人、病后衰弱期患者，以及各类神经官能症、植物神经-血管张力障碍性等疾病。

近年来，国内外对红景天药物制剂的研究越来越多，但采用新技术、新辅料进行的新制剂和新给药系统的研究普遍还处于研究阶段，如红景天磷脂复合物、红景天苷纳米脂质体、红景天苷缓释微囊等，临床应用较少。目前以红景天为主的制剂不仅有传统剂型（散剂、丸剂、片剂、胶囊剂），如九味石灰华散、红景天片、红景天丸、心脑欣胶囊等；还有以红景天提取物制成的注射剂，如大株红景天注射液；以及以红景天为原料制成的新剂型（滴丸），如蔷薇红景天滴丸，丰富了临床选择。

二、红景天制剂与服用建议

（一）红景天单味药口服制剂

红景天单方制剂主要有：狭叶红景天片、红景天口服液、大株红景天胶囊、诺迪康颗粒。虽然剂型不同，但本质相同，功效主治也相同，均具有益气活血、通脉止痛的作用，用于心血瘀阻引起的冠心病、心绞痛，症见胸痛、胸闷、心慌、气短等。此类制剂基于传统中医理论和实践，采用现代科学技术，最大限度地提取药用成分，故药品的质量和疗效能够得到保障。常见的红景天单味药口服制剂如下。

❶ 狭叶红景天片

【组成】狭叶红景天。

【功效主治】益气活血。用于高山反应者、身体虚弱者。

【保存方法】密闭保存。

【使用注意】孕妇慎用。

❷ 红景天口服液

【组成】大花红景天

【功效主治】益气活血。用于高山反应者、身体虚弱者。

【服用方法】口服。

【保存方法】密闭,置阴凉处保存。

【使用注意】孕妇慎用。

❸ 大株红景天片

【组成】大株红景天

【功效主治】活血化瘀,通脉止痛。用于心血瘀阻引起的冠心病、心绞痛,症见胸痛、胸闷、心慌、气短等。

【保存方法】密封保存。

【使用注意】孕妇禁用。

❹ 诺迪康胶囊

【组成】圣地红景天

【功效主治】益气活血,通脉止痛。用于气虚血瘀所致的胸痹,表现为胸闷,刺痛或隐痛,心悸气短,神疲乏力，少气懒言，头晕目眩等；冠心病、心绞痛见以上表现者。

【保存方法】密封保存。

【使用注意】孕妇慎用。

（二）红景天复方口服制剂

红景天复方口服制剂是以红景天和其他重要药物组成的制剂，方中组成药物共同发挥作用。应根据患者的症状、医师的诊断辨证论治，综合选定使用何种制剂。这类制剂有丸剂、散剂、片剂、胶囊剂、颗粒剂、口服液等。就剂型来看，口服液为液体制剂，此剂型具有发挥药效快、易吸收、药物稳定性高的优点，缺点是对光、热不稳定，因此须在避光、阴凉处密封保存，否则极易变质，产生絮状物。丸剂、散剂、片剂、胶囊剂、颗粒剂属于固体制剂，其物理、化学稳定性好，生产成本较低，服用与携带方便，应用广泛。常见的红景天复方口服制剂如下。

❶ 九味石灰华散

【组成】石灰华、红花、牛黄、红景天、榜嘎、甘草（去皮）、高山辣根菜、檀香、洪连。

【功效主治】清热，解毒，止咳，安神。用于小儿肺炎，高热烦躁，咳嗽。

【服用方法】为小儿用散剂，按规定量服用，三岁以下小儿酌减。

【保存方法】密闭，防潮保存。

❷ **心脑欣丸（胶囊）**

【组成】红景天、枸杞子、沙棘鲜浆。

【功效主治】益气活血。用于气虚血瘀所致的头晕，头痛，心悸，气喘，乏力；缺氧引起的红细胞增多症见上述证候者。

【保存方法】密封保存。

【使用注意】孕妇禁用。

❸ **连花清瘟片（胶囊、颗粒）**

【组成】连翘、金银花、炙麻黄、炒苦杏仁、石膏、板蓝根、绵马贯众、鱼腥草、广藿香、大黄、红景天、薄荷脑、甘草。

【功效主治】清瘟解毒，宣肺泄热。用于治疗流行性感冒属热毒袭肺证：症见发热，恶寒，肌肉酸痛，鼻塞流涕，咳嗽，头痛，咽干咽痛；舌偏红，苔黄或黄腻。

【服用方法】严格按用法用量服用。

【保存方法】密封，置阴凉处保存。

【使用注意】本品不宜长期服用。

❹ **四味雪莲花颗粒**

【组成】红景天、雪莲花、大黄、蕨麻。

【功效主治】藏医用于三大因素平衡紊乱，龙、培根功能失调，气血上升，血瘀痰阻所致的高血压。中医功效为活血温经，化浊除脂，用于痰浊瘀阻所致高脂血症；

并有改善因缺氧出现的胸闷气短，疲乏无力的功效；还可用于治疗习惯性便秘。

【保存方法】密封保存。

【使用注意】孕妇忌服。

❺ 复方高山红景天口服液

【组成】高山红景天、黄芪、枸杞子。

【功效主治】补肾健脾，养心安神。适用于脾肾不足，心神失养所致的头晕目眩、食少脘胀、体倦乏力、心悸气短、失眠多梦；也可用于久病体虚而见上述症状者。

【保存方法】密闭，置阴凉干燥处保存。

【使用注意】感冒发热患者不宜服用。

（三）红景天提取物口服制剂

红景天提取物是以红景天为原料经提取、纯化、精制而成的，主要成分为红景天苷、红景天苷元，具有增强免疫功能、保护心脑血管、抗癌、抗抑郁的功效。目前，以红景天提取物为主要原料的药品口服制剂尚未上市，以红景天为主要原料的保健品口服制剂多达160种。

（四）红景天注射制剂

红景天注射制剂是从红景天药材中提取的有效成分，采用现代科学技术和方法制成的可供静脉注射和静脉滴注使用的无菌溶液和无菌粉末。红景天注射制剂的特点为剂量准确、药效迅速、作用可靠，适用于病情严重或不能口服给药的患者；

注射给药不方便、易产生疼痛，使用不当危险性大；质量控制要求严格、生产过程复杂。将红景天制成注射剂型的意义在于：冠心病、心绞痛是临床多发病，发病急，死亡率高。目前临床上真正的速效、高效中药新剂型并不多，将具有活血化瘀、抗心肌缺血作用的红景天制成注射剂型，可以快速发挥药效，满足中医治疗急、重症的需要。大株红景天注射液是疗效确切、应用广泛的上市药品，是红景天现代化应用的延伸。红景天注射制剂如下。

大株红景天注射液

【组成】大株红景天

【功效主治】活血化瘀。用于治疗冠心病稳定型劳累性心绞痛。中医辨证为心血瘀阻证者，症见：胸部刺痛、绞痛，固定不移，痛引肩背及臂内侧，胸闷，心悸不宁；唇舌紫暗，脉细涩。

【保存方法】密封，避光保存。

【使用注意】妊娠期妇女禁用。

随着医学的不断发展，中药剂型越来越丰富，制剂数量也日益增多，涉及红景天制剂的亦是如此。剂型的不同可能导致药物的作用性质、作用速度、不良反应也不同，从而影响到药物的临床疗效。因此，选择合理的药物剂型是保证和提高药物疗效的关键。很多患者、医师、药师对于选择何种剂型感到无从下手。一般来说，一些急症患者宜选用注射剂、气雾剂、舌下片、滴丸等速效剂型；慢性病患者宜选用丸剂、片剂、膏药及长效缓释制剂；皮肤病患者可用软膏剂、涂膜剂、洗剂、搽剂等剂型；若有腔道病变，可选用栓剂、灌肠剂等。红景天制剂成分复杂，常含有多种类型的成分，而各类成分的化学性质多不相同，在体内的吸收、代谢、分布、排泄等也有差异。所以，应根据不同处方、不同药材、不同有效成分选择各自相宜的剂型。总而言之，在红景天剂型的选择上遵守"高效、速效、长效、剂量小、毒性小、不良反应小，贮藏、携带、使用方便"的原则即可。

三、红景天有关的保健食品与服用建议

随着人民生活水平的不断提高，人们对身体健康十分重视，保健意识越来越强。由于红景天是十分珍贵的天然健身防病药食同源植物，具有独特的保健功效，又来源于无污染的青藏高原，红景天保健产品既符合人们对绿色食品的追求，又符合对天然、高效保健品的需求。

以红景天为原料的保健品多在旅游、休闲及日常保健中使用，可以消除疲劳、抵抗缺氧，增强活力，还适用于特殊人群的营养保健需求，如长时间脑力、体力劳动者；运动量不足，注意力不集中，易感疲劳者；神经衰弱、记忆力减退者；长期接触电磁波环境的人员。含有红景天或以红景天为主的保健品有 600 余种，其品种多、厂家多、品名繁，因此，

对此类产品有一个正确的认识很有必要。

以红景天为主要原料的保健品主要有：① 以红景天或红景天提取物为主要原料制成的片剂、胶囊剂、口服液、软胶囊等，具有抗疲劳、耐缺氧、改善记忆、延缓衰老、调节血糖、增强免疫力等作用。② 红景天饮料，包括具有高营养价值的发酵饮料、固体饮料、果汁饮料、玫瑰花饮料以及具有抗疲劳和保护机体组织作用的运动饮料。③ 红景天茶，包括以红景天为原料的红景天精茶，具有抗缺氧抗疲劳、抗自由基的作用。④ 以红景天、乌龙茶为原料的红景天乌龙茶，具有提神醒脑、消除疲劳的保健作用。⑤ 红景天酒，包括以红景天为主要原料的红景天酒，具有抗缺氧、抗疲劳、改善微循环等功能；以大花红景天和小丛红景天为原料的红景天甜酒，还有茶酒同饮、药食同源的红景天青稞茶酒。

购买红景天保健品的人群大致分为以下几类：一是到高原地区旅游、工作，担心高原反应，希望通过红景天保健品改善身体状况；二是无明显身体不适，希望通过红景天保健品预防疾病；三是一些血糖偏高者、血压偏高者、易疲劳者、免疫力低下者，希望通过服用红景天保健品起到辅助疗养的作用。但是保健品仅具有保健作用，并不能代替药物服用。所以第一类、第三类人群服用红景天保健品后是否能够达到所标示的保健作用与环境、情志、体质等多方面因素有关。当服用红景天保健品后，身体不适进一步加重时，一定要及时就医，以免延误病情。

第三节
红景天的合理应用

红景天在中医临床上主要有益气活血、通脉平喘的作用，用于气虚血瘀、胸痹心痛、中风偏瘫。藏医认为红景天有滋补身体、活血、清肺、止咳、解热止痛的作用，用于腊度（高山反应）、恶心、呕吐、嘴唇和手心等发紫、全身无力、胸闷、难于透气、身体虚弱等症。对于红景天的合理应用，要做到剂量正确、周期适当，充分发挥其作用，减少对人体的不良反应。

合理用药是以当代药物和疾病的系统知识为基础，有效、安全、经济、适当地使用药物。适当性是指适当的药物、适当的剂量、适当的时间、适当的途径、适当的患者、适当的疗程、适当的治疗目标。

一、单味红景天用法用量

消费者使用单味红景天一般有两种情况：一是临床医师处方中用到的红景天，二是自己购买作为保健品服用。

单味红景天作为保健品，日常食用的方法有很多：磨成粉末泡茶，可以抗疲劳、抗辐射、有益于睡眠；切片煮粥，有助于中老年人提高免疫力，改善体质，养生保健；沸水煮茶，对于高血压患者降压、使低血压者血压升至正常水平的有一定效果；煲汤，可以补气养心补血。

红景天作为治疗药物应用时，主要用于气虚血瘀、胸痹心痛、中风偏瘫。使用时应遵医嘱，严格按照医师处方剂量、周期和要求服用。

红景天应用时有保健和治疗之分。作为药物用量成人每日2~6克，作为保健用量每日2~3克较适当。"是药三分毒"，可以说不存在没有任何不良反应的药。我们吃的食品、药品和保健品，进入身体后都要经过消化系统和泌尿系统消化、吸收、解毒和排泄等。如果肝肾功能不正常，就会增加不良反应。所以凡是药品和保健品都有用药周期的规定，其目的是减少药品和保健品的蓄积性和对肝肾等功能的损伤。在使用红景天时，无论是作为保健或治疗，建议以15~30天为一个周期；每个周期后停药5~7天，再开始下一个服药周期。如果服用一个周期后未见任何效果，建议停用或适当增加用药剂量，可增加第一个周期用药量的1/3~1/2；如果用药2个周期仍没有任何功效，建议停药。

红景天外用时，可以取适量新鲜红景天捣敷，或研末调敷，可活血止血，解毒消肿。用于烫火伤、跌打损伤瘀血止痛。

二、红景天与其他药物的相互作用

药物相互作用是指 2 种或 2 种以上的药物同时应用时所发生的药效变化,即产生协同(增效)、拮抗(减效)作用。合理的药物相互作用可以增强疗效或降低药物不良反应,反之可导致疗效降低或毒性增加,还可能发生一些异常反应,干扰治疗,加重病情。

中成药中加入西药成分组成复方制剂、临床中西药联用或中药配伍应用现代方法研究的现象非常普遍,根据联用发挥的临床效果来看,主要有协同和拮抗 2 种,对于红景天来说亦是如此。

(一)协同作用

1. 红景天与法舒地尔

二药联用具有协同作用。据报道,对慢性阻塞性肺疾病患者采用观察临床疗效的方法,设置常规西药(盐酸法舒地尔 30mg/ 次,2 次 / 天)对照组、常规西药加大株红景天注射液(10ml/ 次,1 次 / 天)治疗组,观察指标为临床症状变化、肺动脉收缩压、肺动脉舒张压,通过血气分析测定动脉血二氧化碳分压、血氧分压,以及不良反应。治疗组用药方案治疗后能够更好地改善肺换气功能,提高氧分压,降低二氧化碳潴留,降低肺动脉压及右心负荷,且安全性较高。

2. 红景天与顺铂

顺铂可通过多种机制发挥抗癌作用。目前已经明确的最重要的机制是顺铂通过引起肿瘤细胞 DNA 损伤、激活凋亡信号而发挥作用。红景天可通过干扰细胞代谢、改变细胞外衣的性质抑制肺腺癌细胞体外生长。人肺腺癌耐药细胞 A549/DDP 对顺铂具有一定耐药性，联合应用红景天、顺铂对 A549/DDP 细胞的凋亡促进作用明显增强。二药联合对多药耐药肺癌细胞的增殖抑制、凋亡促进的作用显著加强；红景天能增强肺癌抗肿瘤免疫应答。

3. 红景天与地塞米松、沙丁胺醇

对于急性高原反应急性期的治疗，一方面要提高组织对缺氧的耐受力，另一方面还要减轻细胞水肿，阻止急性高原反应症状进展。地塞米松是人工合成的类固醇激素，在缺氧条件下可刺激前列腺素合成和释放，从而降低毛细血管的通透性，减轻细胞水肿。此外，地塞米松还可抑制炎性细胞聚集、合成并释放炎症介质，减轻组织对炎症的反应，防止缺氧损伤进展。β_2 受体激动剂沙丁胺醇能选择性激动支气管平滑肌的 β_2 受体，具有较强的支气管扩张作用，可缓解喘息症状，增加肺通气量，并一定程度上改善缺氧。临床应用红景天口服液 10 ml/次，2 次/天，联合醋酸地塞米松片 1.5 mg/次，3 次/天；沙丁胺醇气雾剂必要时喷鼻，1 次 0.1~0.2mg（1~2 喷），24 小时内不宜超过 8 次。患者急性高原反应症状可提前改善，总有效率、治愈率明显提高。

4. 红景天与黄芪

红景天的主要提取物为红景天苷，而红景天苷富含多糖

类物质和免疫活性物质。黄芪作为一种传统的扶正中药，在肿瘤临床上应用广泛。两药均对人肝癌 HepG2 细胞呈抑制作用，且具有明显的量效关系，两者在体外对肝癌均具有一定抗癌活性，联合应用时效果更佳；两药在大剂量合用时具有协同作用，能达到两药单用很大剂量才能达到的效果。

红景天性甘、苦、平，具有益气活血的作用，入心经。配伍黄芪可增强益气行血的作用，治疗气虚血瘀所致的胸痹心痛、中风偏瘫。

5. 红景天配山药

红景天性甘、苦、平，具有益气活血的作用；山药甘、平，具有补脾益胃的功效。两药配伍，可增强健脾益气、益胃养阴的作用。适用于脾气虚弱之倦怠乏力、食少纳呆等。

6. 红景天配沙参

红景天具有补肺养阴、清泻肺热的功效；沙参具有养阴清肺、益胃生津的作用。两药配伍，可增强养肺阴、清肺热的作用。适用于热伤肺阴所致的干咳痰少，咽干口渴或咯血等。

7. 红景天配灵芝

红景天可以抗高原反应，灵芝是扶正固本的药物，配伍使用可以促进血液循环、增强免疫功能，可以预防某些传染性疾病。

8. 红景天配黄芪、生晒参、大枣

气虚体弱者可用红景天 3 克，黄芪 12 克，生晒参 3 克，

大枣 5 枚，加水煮 10 分钟作茶饮用；生晒参、大枣可嚼食。

9. 红景天配归脾汤

若经常感到疲劳不堪、肌肉关节疼痛、心情郁闷、情绪低落，还会头痛、失眠、心烦、焦虑等，通过检查又无任何实质病症，这其实是慢性疲劳，可使用红景天配合古方归脾汤，有较好的效果。

10. 红景天配补骨脂、益智仁等药

肺肾不足、喘促短气、自汗盗汗、形寒肢冷，或咳嗽痰多等，可以用红景天、补骨脂、益智仁、杜仲、狗脊、山萸肉来浸酒饮用。

11. 红景天配黄芪、茯苓、陈皮等药

高血脂、高胆固醇、高尿酸者，可用黄芪、茯苓、陈皮、西红花、红景天、山楂、赤芍、苍术、黄柏、牛膝浸酒饮用。

12. 红景天配生地、当归、川芎等药

风湿痹病，可以用生地、当归、川芎、红景天、木瓜、五加皮、红花、独活、桑寄生、牛膝、川断、天麻、枸杞子浸酒饮用。

（二）拮抗作用

红景天苷与黄芪注射液对人肝癌 HepG2 细胞呈抑制作用，且具有明显的量效关系，两者在体外对肝癌均具有一定抗癌活性；但两药在小剂量合用时表现为拮抗效应。

三、临床医师用药经验

（一）治疗急性高原反应

红景天对于急性高原反应具有独特的防治作用，红景天可以提高组织细胞有氧代谢效率，增强血红蛋白含量和携氧能力，同时提高低氧状态下机体的运动耐力；主要成分红景天多糖可对人体免疫功能进行调节，增强人体免疫力，提高机体抵御寒冷、缺氧、干燥等有害外界刺激的能力；可增强脑干网状系统兴奋性，调节脑内兴奋性和抑制性神经递质的平衡，进而改善脑功能，提高大脑对缺氧的耐受力；红景天的镇静催眠作用可帮助患者改善睡眠质量、恢复体力。同时红景天还有抑制缺氧组织儿茶酚胺过度释放、改善肺和外周组织水肿的作用。

小贴士

急性高原反应

急性高原反应：是指长期居住在低海拔地区的人在快速进入 3000m 以上的高海拔地带后，机体各个系统在缺氧、低气压、寒冷、干燥、强紫外线等高原环境影响下出现的头晕头痛、胃肠功能紊乱、失眠乏力等一系列综合征，严重者可导致急性肺（脑）水肿，甚至危及生命。

（二）治疗冠心病

红景天可降低心肌耗氧量和耗氧指数，维持心肌对能量的需求，而并不减少冠状动脉血流量，从而提高了心脏的泵功效率，有助于冠心病的改善、心绞痛的缓解。目前已开发的红景天类药物有红景天胶囊、红景天注射液、诺迪康胶囊等，临床上已广泛用于冠心病心绞痛的治疗，并取得了很好的疗效。

小贴士

冠心病

冠心病：全称冠状动脉粥样硬化性心脏病，有时也叫缺血性心脏病，是指冠状动脉粥样硬化导致心肌缺血、缺氧而引起的心脏病。冠状动脉是唯一供给心脏血液的血管，其形态似冠状，故称为冠状动脉。这条血管也会随全身血管一起硬化，呈粥样改变，造成供养心脏的血液循环障碍，引起心肌缺血、缺氧，即为冠心病。

（三）治疗支气管扩张咯血

红景天有润肺化痰止血的功效，所含红景天苷及其苷元酪醇为人体兴奋剂，所含的没食子酸、伞形花内酯、东莨菪素、山奈酚等具有抗菌消炎、止咳祛痰的作用，同时还含有鞣质，具有收敛性，能止血，因此用于治疗支气管扩张咯血有明显疗效。

支气管扩张

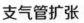

支气管扩张：支气管扩张症并不是一种疾病，而是多种原因导致的支气管与细支气管的不可逆的永久性扩张的现象，因此医学上不称之为病，而称之为支气管扩张症。主要由于反复的气道感染与炎症导致。支气管扩张症的主要临床变现为慢性反复咳嗽、咳大量黄脓痰、反复咯血。

（四）治疗慢性肾炎

慢性肾炎临床以水肿、蛋白尿、血尿等为主要特点，中医学将此归属于"水肿""尿血""肾风""腰痛"之范围。认为是由于外邪侵袭、脾肾亏损或下焦湿热所致。采用健脾补肾的方法，加入红景天以活血化瘀。红景天胶囊可以减少尿蛋白，改善肾小球滤过，延缓纤维化的进程，从而保护肾脏的功能，疗效满意。

（五）治疗慢性疲劳综合征

慢性疲劳综合征主要病位在心脾，发病起于肝，主要病机为气虚血瘀，造成脏腑亏虚，气血阴阳失调，导致本病的发生。用归脾汤加红景天可调补气血、抗疲劳，延缓机体的衰老，疗效满意，也可以反复使用红景天提取液，或者选用红景天浸膏。

慢性疲劳综合征

慢性疲劳综合征：主要表现为半年以上反复发作的极度疲劳，充分休息也不能缓解，可以伴有低热、咽痛、头痛、肌肉关节痛、淋巴结肿大以及多种神经精神症状。

（六）治疗各种肿瘤

红景天胶囊具有抗癌及抗突变的能力，它的抗癌机制在于控制细胞生长周期并使细胞凋亡，同时可以调节肿瘤患者的免疫功能。

（七）治疗糖尿病

在中医学和藏医学中，红景天被用于糖尿病治疗。红景天提取物能有效地降低血糖，加速抗氧化活动。服用诺迪康的糖尿病患者 24 小时尿蛋白、尿 β_2-MG 改善明显，故红景天对糖尿病肾病患者的肾功能具有保护作用。

（八）治疗高原红细胞增多症

高原红细胞增多症（高红症）是高原地区对健康危害较大的常见病和多发症，临床表现为肺动脉高压和低氧血症。红景天胶囊可改善红细胞变形能力，降低血液黏度，升高机体防御红细胞 SOD 活性，减轻脂质过氧化反应，从而治疗高红症。

高原红细胞增多症

高原红细胞增多症：是由于高原低氧环境引起红细胞过度代偿性增生的一种慢性高原病。主要表现为头痛、气短、乏力、精神萎靡、心悸、睡眠障碍等。

四、红景天病案举隅

（一）冠心病

患者，男，56 岁。患冠心病 3 年，常服普罗帕酮、复方丹参片等多种药治疗，病情稳定。近月来感到做事力不从心，请医生调换药品并服用一段时间后，其症减轻不显。症见心悸、左胸有刺痛感，两胁胀痛，短气，心烦不安，寐差。舌质红，有瘀点，苔薄黄，脉弦细而结代。处方：红景天 15 克，党参 10 克，麦冬 10 克，当归 15 克，赤芍 15 克，生地黄 15 克，川芎 10 克，丹参 20 克，黄芪 30 克，五味子 6 克，生甘草 10 克等。每日 1 剂，水煎，分 2 次服。调治 2 个月而诸症改善。

（二）支气管扩张咯血

患者，男，58 岁。患支气管扩张咯血 6 个月余，曾到多家医院求治少效，而求中医治疗。当时症状有咳嗽，痰不多，咳之不爽，痰中有血丝，或有时血较多、色鲜红，有时血少而色暗，伴胸闷，夜寐不安，纳少。舌质红，苔薄黄，脉弦细。处方：红景天 15 克，桑白皮 15 克，北沙参 12 克，百合 15 克，炒蛤壳 10 克，仙鹤草 20 克等。每日 1 剂，水煎，分 2 次服。共服 20 余剂而咳血消失，然后调理数剂病瘥。

（三）慢性肾炎

患者，男，35 岁。患慢性肾炎 2 年余，伴有高血压，蛋白尿。服用多种西药后血压下降而且稳定，但尿蛋白（+++）不易消退，而转入中医治疗。症见腰酸乏力，纳差，颜面浮肿，大便稍烂。苔薄黄，舌质胖，脉细弱。尿蛋白（+++），尿潜血（+++）。处方：红景天 15 克，生黄芪 30 克，汉防己 15 克，生白术 15 克，仙灵脾 15 克，菟丝子 15 克，鹿衔草 40 克，芡实 15 克，丹参 15 克，杜仲 15 克等。每日 1 剂，水煎，分 2 次服。调治半年后尿蛋白转阴性，尿潜血阴性，症状消失。

（四）慢性疲劳综合征

患者，男，48 岁。身倦疲劳 1 年余，曾做多次体检，各项指标均在正常范围，但会头昏、乏力、健忘，时有耳鸣、注意力不集中，不想与人交流。或看医生用药，或到药店自购保健品甚多，仍不见其效。后用中药治疗，处方：红景天 20 克，黄芪 20 克，当归 15 克，党参 30 克，生白术 15 克，酸枣仁 12 克，石菖蒲 10 克，沙苑子 12 克，山萸肉 10 克，茯苓 15 克等。每日 1 剂，水煎，分 2 次服。加减调治 2 个月而诸症减轻。

（五）失眠

患者，男，67岁。临床诊断为失眠，处方为中药颗粒剂：酸枣仁、茯神、郁金、合欢皮、防风、白术、甘草、葛根、五指毛桃、法半夏、陈皮、紫苏梗、红景天颗粒各1包。每日1剂，共7剂。服用1周后，失眠症状得以轻度改善。

（六）心绞痛

患者，女，55岁。因反复发作心绞痛就诊，冠心病病史5年，近1个月发作频繁。诉反复发作心前区疼痛，伴有心慌、胸闷，每日发作2~3次，神疲乏力，精神紧张，易焦虑。舌质暗红，边有齿痕，舌苔薄白，舌底静脉迂曲青紫，脉细，沉取无力。曾住院检查，行冠脉造影，提示前降支远端狭窄80%。心脏超声提示心肌动度不良。心电图示 V1~V4 ST 段下移，T 波低平。患者平素规律服用阿司匹林、阿托伐他汀等西药。近期病情反复，四诊合参后辨证为气滞血瘀证，方选血府逐瘀汤加红景天6克。水煎服，每日1剂。10剂后心绞痛发作次数减少为1~2次/日，继续服用上方10剂后，患者心绞痛2~3日发作1次，嘱患者按时服用西药，并用红景天代茶饮，6克/天。随访患者心绞痛发作次数每周约1次，病情稳定。

五、红景天食疗

❶ 红景天茶

【组成】红景天。

【制法】将红景天取出适量,研磨成粉末,放入杯中,加开水,浸泡10分钟服用。

【功效】具有补气清肺、滋补强壮的功效。

【适宜人群】适合体质虚弱者服用。能够缓解初上高原者的高原反应,适用于老年性心衰、糖尿病、神经官能症、贫血、肝脏病等的辅助治疗。

❷ 红景天决明山楂饮

【组成】红景天、决明子、山楂。

【制法】将红景天、决明子、山楂按照3∶5∶5的比例放入砂锅中,加入适量的水,大火烧开,然后小火煮20分钟,滤出药液,代替茶水饮用。

【功效】具有补气活血、降脂的作用。

【适宜人群】适合脂肪肝患者服用。

❸ 红景天杏仁陈皮饮

【组成】红景天、杏仁、陈皮。

【制法】将红景天、杏仁、陈皮一起放入砂锅中,加入适量的清水,大火烧开,然后小火继续煮20分钟,去渣服用。

【功效】具清热、清肺、止咳、化痰的作用,用于咳嗽、肺热、哮喘。

❹ 红景天三七绿茶

【组成】红景天、三七、绿茶。

【制法】将2种中药材研磨成粉末，然后和绿茶一起放入茶杯中，开水冲泡。5分钟之后即可饮用。

【功效】具有很好的补血、活血、补气以及降脂的作用。

【适宜人群】建议心血管疾病、脂肪肝患者多喝。

❺ 红景天甘草杭菊绿茶饮

【组成】红景天、甘草、杭菊、绿茶。

【制法】将红景天、甘草、杭菊、绿茶以65∶4∶4∶10的比例粉碎，混匀，制成保健茶饮。

❻ 红景天保健饮料 I

【组成】红景天、枸杞子、刺五加、山楂、肉苁蓉、菟丝子、补骨脂、杜仲、五味子、吴茱萸。

【制法】将以上10味药粉碎成颗粒状，加入白砂糖，再加入白酒，常温下浸泡30天以上；然后用煨法使有效成分充分浸出，温度保持在90~100℃；过滤浸泡液，除去残渣，自制成红景天浓缩保健饮料。

【功效】具有增强人体抗紫外线辐射、抗缺氧、抗疲劳和抗病毒能力的作用。

❼ 红景天保健饮料Ⅱ

【组成】红景天、人参/西洋参、玫瑰花、椴树蜜。

【制法】分别将红景天、人参/西洋参、玫瑰花用75%乙醇浸渍48小时，过滤，回收乙醇，再加入一定量的水，分别得到红景天、人参/西洋参、玫瑰花提取液。将粗椴树蜜制成椴树蜜提取液，将红景天、人参/西洋参、玫瑰花提取液混合均匀，加入甜菊苷液、椴树蜜提取液混合均匀，再加入柠檬酸、焦糖与水制成红景天保健饮料。

❽ 红景天芪枣炖瘦肉

【组成】红景天、黄芪、莲子头、红枣、瘦肉。

【制法】将瘦肉洗干净之后切小块，其他的材料洗干净，一起放入砂锅中。加入清水，大火烧开，小火炖煮1小时后服用。

【功效】具有补气养心、补血的作用。

【适宜人群】体质较弱、免疫力低下者可以适量多吃。

❾ 红景天粥

【组成】红景天、粳米。

【制法】先使用红景天煎水去渣，再加粳米煮粥，粥成加适量的白糖调味。

【功效】具有提高免疫力、改善体质、养生保健等功效。

【适宜人群】适用于中老年人，可长期服用。

❿红景天煲汤

【组成】红景天 9 克，黄芪 30 克，大枣 10 枚，陈皮 5 克，排骨 300 克。

【制法】排骨焯水，红景天、黄芪、大枣洗净，加水浸 2 小时。然后将所有材料一并煲制 2 小时。

【功效】具有补气养心、益气养血的功效。

【适宜人群】适宜于冠心病患者及病后体虚者调补。

六、红景天禁忌证

虽然红景天对人体有益的功效非常多，但是服用过红景天之后，一定要注意以下事项，例如在服用完红景天后的一个小时之内是不建议食用咖啡、牛奶、豆浆、碳酸饮料的，因为这些食物很有可能会造成药物失效；而且在服用完红景天之后禁止进行过于猛烈的运动。经常性过敏、肝硬化、眼底出血、脑出血、心脏病等患者是不推荐食用红景天的，如有需求，必须在医生的指导下用药，以免对人体造成不必要的伤害。

1. 儿童、孕妇及哺乳期妇女慎用

儿童不适合服用红景天，因为红景天可以导致身体早熟。女性在怀孕期间以及哺乳时间段最好不要服用红景天，因为目前科学家并没有完全可靠的研究数据说明女性在这些特殊时期服用红景天是否会对孩子和女性本身造成影响。

2. 发烧、咳嗽的人不建议使用

在中医理论中，体内有发炎情况时，若再使用补气中药材，易出现"引风邪入里"的情况，病况会更严重。

3. 用量要合适

红景天每次内服用量3~6克，一般泡水每天用15克左右。

七、红景天不良反应及临床合理用药建议

红景天不良反应主要有以下几种。

（1）皮肤过敏：红景天当中的营养成分非常多，还有很多微量成分，这些成分大多是天然的过敏原，对于皮肤敏感的人或者是正处于过敏状态的人来说，如果服用红景天，可能会导致皮肤出现过敏症状。

（2）肠胃不适：红景天属于一种性质寒凉的药材，肠胃不好的人服用之后可能会感觉肠胃不适，出现恶心、呕吐等症状。不过一般来说，只要不是大量的服用，这些症状不会很严重。

（3）与其他药物相互作用：在与红景天一起服用抗抑郁药的情况下会导致困倦，但降低剂量通常可以减少或完全避免这些症状。

红景天不良反应报道较少，除大株红景天注射液外，其他剂型的红景天制剂未见不良反应的报道。在2004年1月1日—2014年12月31日间，吉林省药品安全监测中心自发报告系统收到719例大株红景天注射液不良反应。对719例大

株红景天注射液不良反应病例报告按患者性别与年龄、用药剂量、既往不良反应史、用药原因、临床表现、不良反应转归、联合用药等因素进行统计分析。

分析报告显示有 16 例超剂量使用，最大使用剂量为 80ml，超出推荐使用最大剂量 8 倍，存在超剂量使用现象；有不良反应史 28 例（3.89%）；辅助用药 10 例；联合用药 80 例。不良反应主要表现为寒战、发热、胸闷、心悸、皮疹、瘙痒、头晕等。

719 例报告中，有 80 例存在联合用药情况，涉及 95 个品种，其中有 3 例报告存在多种药品混合使用、中西药混合使用的情况。联合药品以中药注射剂、抗菌药和循环系统用药为主。中药注射剂由于成分复杂、致敏原不明确等因素，与其他药物配伍容易引起药品性状改变、色泽加深、发生沉淀等变化，从而引起不良反应。2009 年卫生部专门颁布了《中药注射液临床使用基本原则》，明确指出中药注射液应单独输注，严禁与其他药物混合配伍，因此临床上不应该出现中药注射剂与其他药物混合配伍的现象。而药品说明书中仅在注意事项中提示"本品应单独使用，禁忌与其他药品混合配伍使用。谨慎联合用药，如确需联合使用其他药品时，应谨慎考虑与本品的间隔时间以及药物相互作用等问题"，对联合用药信息提示不足。

建议药品厂家完善说明书上的不良反应项目，明确警示药品可能发生的不良反应；建议临床用药时重视可能发生的皮疹、瘙痒、胸闷、心悸、头晕等不良反应。提示临床医生在用药时应该注意结合患者年龄、病情合理选择用药，重视将中医辨证作为用药依据；注意患者的既往史及家族史，尤其应注意其过敏史及是否为高敏体质，首次用药应严密观察一定的时间，一旦发生不良反应，应立即停药减量，对症处理，确保患者生命健康。

参考文献

［1］国家药典委员会. 中华人民共和国药典一部［M］. 北京：中国医药科技出版社，2020.

［2］宋妥·元丹贡布. 四部医典［M］. 北京：人民卫生出版社，1984.

［3］帝玛尔·丹增彭措. 晶珠本草［M］. 上海：上海科技出版社，1986.

［4］黄爽辑. 神农本草经［M］. 北京：中医古籍出版社，1982.

［5］中国科学院西北高原生物研究所. 藏药志［M］. 西宁：青海人民出版社，1991.

［6］国家中医药管理局. 中华本草藏药卷［M］. 上海：上海科学技术出版社，1999.

［7］青海省药品检验所，青海省藏医药研究所. 中国藏药（第三卷）［M］. 上海：上海科学技术出版社，1996.

［8］中国科学院中国植物志编辑委员会. 中国植物志［J］. 北京：科学出版社，1999.

［9］罗达尚. 晶珠本草正本诠释［M］. 成都：四川科学技术出版社，2018.

［10］肖培根. 新编中药志（第五卷）［M］. 北京：化学工业出版社，2006.

［11］张晓峰，刘海青．青藏红景天：资源开发研究［M］．西安：陕西科学技术出版社，2009．

［12］于庆海．珍稀药用植物红景天［M］．北京：中国科学技术出版社，2005．

［13］赵彩云．不同施肥量、采收期和加工方式对藏药大花红景天化学成分的影响［D］．成都中医药大学，2018．

［14］谷燕莉．红景天的品种整理和质量研究［D］．北京中医药大学，2003．

［15］陈海娟．青海红景天属药用植物资源研究［D］．沈阳药科大学，2009．

［16］苏锦松，洪道鑫，文检，等．青藏高原珍稀濒危药用植物大花红景天的资源调查［J］．中药材，2017，40（5）：1046-1050．

［17］顾艳丽，王东凯，陈修毅，等．红景天研究进展［J］．天津中医药，2007，24（1）：560-561．

［18］王西芳，张军，张彩凤．中国红景天属药用植物研究简报［J］．陕西中医学院学报，1994，17（2）：26-27．

［19］强巴卓嘎，白玛玉珍，欧珠，等．采收期对红景天活性成分的影响［J］．中国食物与营养，2019，25（9）：20-23．

［20］杜军，刘依兰，袁雷．不同因素对青藏高原大花红景天苷含量的影响［J］．贵州农业科学，2013，41（4）：55-58．

[21] 颜廷峰. 高山红景天采收加工 [J]. 中国林副特产, 1995, 11 (4): 22.

[22] 陈彬, 徐爱国, 刘岚, 等. 西藏红景天根中红景天苷及酪醇定量分析 [J]. 中药材, 2013, 36 (11): 1803-1805.

[23] 黄德昌, 岳安云, 张启碧等. 高原人参——红景天的适生环境 [J]. 资源开发与市场, 1994, 10 (5): 214-215.

[24] 郭娜, 接伟光, 张颖智等. 红景天属植物生长和红景天苷含量影响因素研究进展 [J]. 国土与自然资源研究, 2018, 4: 92-93.

[25] 李晖, 于顺利, 央金卓嘎. 西藏红景天植物的生态分布调查与资源的合理保护 [J]. 资源开发与市场, 2011, 27 (06) 535-537.

[26] 吕秀梅, 李艳, 范刚等. 藏药红景天及其常用近缘品种研究进展 [J]. 时珍国医国药, 2016, 27 (7): 1698-1701.

[27] 陈孝雨, 蒋桂华, 王亚云, 等. 17 种红景天的品质研究与开发现状 [J]. 华西药学杂志, 2010 (02): 108-112.

[28] 谷燕莉, 陈玉婷. 药用红景天初考——兼与《中国药典》商榷 [J]. 中国中药杂志, 2004, 29 (9): 929-930.

[29] 孙许涛, 柳颖, 姜德友, 等. 红景天药理作用研究进展 [J]. 中医药学报, 2017, 45 (06): 119-122.

[30]王小博，侯娅，王文祥，等．藏药红景天的药理作用及其机制研究进展［J］．中国药房，2019，30（06）：851-856．

[31]蒲位凌，李文华，白茹玉，等．红景天及其抗炎和抗肿瘤活性成分药理作用研究进展［J］．天津中医药，2017，34（12）：856．

[32]孙晓军，赵慧，林杰．红景天的药理与制剂研究综述［J］．中国药师，2005，8（5）：322-323．

[33]陈红红，莫书荣，吴忧．红景天苷与黄芪注射液协同对人肝癌 HepG2 细胞增殖的抑制作用［J］．基因组学与应用生物学，2016，35（9）：2241-2245．